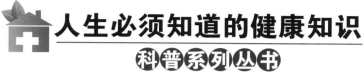

人生必须知道的健康知识

科普系列丛书

灾害救援医学（上）

让灾害不再成为灾难

RANG ZAIHAI BUZAI CHENGWEI ZAINAN

郑静晨　　总主编

郑静晨　陈金宏　主编

U0189275

中国科学技术出版社

·北 京·

图书在版编目（CIP）数据

灾害救援医学：让灾害不再成为灾难. 上／郑静晨，陈金宏主编. —北京：中国科学技术出版社，2016.9
（人生必须知道的健康知识科普系列丛书／郑静晨总主编）
ISBN 978-7-5046-7106-6

I.①灾… II.①郑… ②陈… III.①灾害—急救医疗 IV.①R459.7

中国版本图书馆CIP数据核字（2016）第053506号

策划编辑	徐扬科　谭建新
责任编辑	吕　鸣
责任校对	刘洪岩
责任印制	马宇晨
封面设计	周新河
版式设计	潘通印艺文化传媒・ARTSUN

出版发行	中国科学技术出版社
地　　址	北京市海淀区中关村南大街16号
邮　　编	100081
发行电话	010-62103130
传　　真	010-62179148
投稿电话	010-62176522
网　　址	http://www.cspbooks.com.cn

开　　本	720mm×1000mm　1/16
字　　数	300千字
印　　张	21
印　　数	1—10000册
版　　次	2016年11月第1版
印　　次	2016年11月第1次印刷
印　　刷	北京东方明珠印刷有限公司

书　　号	ISBN 978-7-5046-7106-6 / R・1898
定　　价	58.00元

《灾害救援医学（上）》编委会

主　　编　郑静晨　陈金宏

副 主 编　李晓雪　陈璐　杨钧

编　　委　（按姓氏笔画排序）

马　浩　王　毅　王小路　王伟岸　冯兴军

刘亚华　江裕华　张仲文　常　德　董　兰

雷联会

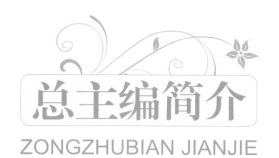

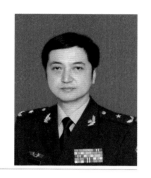

总主编简介

ZONGZHUBIAN JIANJIE

郑静晨，中国工程院院士、国务院应急管理专家组专家、中国国际救援队副总队长兼首席医疗官、中国武警总部后勤部副部长兼武警总医院院长，中国武警总医院现代化医院管理研究所所长。现兼任中国医学救援协会常务副会长、中国医院协会副会长、中国灾害防御协会救援医学会副会长、中华医学会科学普及分会主任委员、中国医院协会医院医疗保险专业委员会主任委员、中国急救复苏与灾害医学杂志常务副主编等，先后被授予"中国优秀医院院长""中国最具领导力院长"和"杰出救援医学专家"荣誉称号，2006年被国务院、中央军委授予一等功。

"谦谦为人，温润如玉；激情似火，和善如风"和敬业攀登、意志如钢是郑静晨院士的一贯品格。在他带领的团队中，秉承了"特别能吃苦、特别能学习、特别能合作、特别能战斗、特别能攻关、特别能奉献"的六种精神，瞄准新问题、开展新思维、形成新思路、实现新突破，攻克前进道路上的一个又一个堡垒，先后在现代化医院管理、灾害救援医学、军队卫勤保障、医学科学普及、社会公益救助等领域取得了可喜成就。

在现代化医院管理方面，凭借创新思维实施了"做大做强、以优带强"与"整体推进、重点突破"的学科发展战略，秉承"不图顶尖人才归己有，但揽一流专家为我用"的广义人才观，造就了武警总医院在较短时间内形成肝移植外科、眼眶肿瘤、神经外科、骨科等一批知名学科，推动医疗技术发展的局面。凭借更新理念，实施"感动服务""极致化服务"和"快捷服务补救"的新举措，通过开展"说好接诊一句话，温暖病人一颗心"和"学习白求恩，争当合格医务人员"等培训，让职业化、标准化、礼仪化走进医院、走进病区，深化了卫生部提出的开展"三好一满意"活动的实践。凭借"他山之石可以攻玉"的思路，在全军医院较先推行了"标杆管理""精细化管理""落地绩效管理""质量内涵式管理""临床路径管理"和"研究型医院管理"等，有力地促进了医院的可持续发展。

在灾害救援医学领域，以重大灾害医学救援需求为牵引，主持建立了灾害救援医学这门新的学科，并引入系统优化理论，提出了"三位一体"救治体系及制定预案、人员配备、随行装备、技能培训等标准化方案，成为组建国家和省（市）救援体系的指导性文件。2001年参与组建了第一支中国国际救援队，并带领团队先后十余次参加国内外重大灾害医疗救援，圆满完成了任务，为祖国争得了荣誉，先后多次受到党和国家领导人的接见。

在推广医学科普上，着眼于让医学走进公众，提高公众的科学素养，帮助公众用科学的态度看待医学、理解医学、支持医学，有效贯通医患之间的隔阂。提出了作为一名专家、医生和医务工作者，要承担医学知识传播链中"第一发球员"的神圣职责，促使医、患"握手"，让医患关系走向和谐的明天。科普是一项重要的社会公益事业，受益者是全体公民和整个国家。面对科普队伍严重老龄化、科普创作观念陈旧、运行机制急功近利等现象，身为中华医学会科学普及分会主任委员，他首次提出了"公众健康学""公众疾病学"和"公众急救学"等概念，并吸纳新鲜血液，培养年轻科普专家，广泛开展学术活动，利用电视和报纸两大载体，加强对灾害救援、现场急救、科技推广、营养指导、健康咨询等进行科普宣传，极大地提高了我国公众的医学科学素养。

在社会公益救助方面，积极响应党中央、国务院、中央军委的号召，发扬人民军队的优良传统，为解决群众"看病难、看病贵"及构建和谐社会，自2005年武警总医院与中国红十字会在国内率先开展了"扶贫救心"活动，先后救助贫困家庭心脏病患儿2000余人。武警总医院由此获得了"中国十大公益之星"殊荣，郑静晨院士获得全国医学人文管理奖。2001年，武警总医院与中华慈善总会联手启动了"为了我们的孩子——救治千名少数民族贫困家庭先心病患儿"行动，先后赴新疆、西藏少数民族地区开展先心病儿童筛查，将有手术适应证的患儿转运北京治疗，以实际行动践行了党的惠民政策，密切了民族感情，受到中央多家主流媒体的跟踪报道。

"书山有路勤为径，学海无涯苦作舟。"郑静晨院士勤奋好学、刻苦钻研，不仅在事业上取得了辉煌成就，在理论研究、学术科研领域也成绩斐然。先后主编《灾害救援医学》《现代化医院管理》《内科循证诊治学》等大型专著5部，发表学术论文近百篇，先后以第一完成人获得国家和省部级科研成果二等奖以上奖7项，其中《重大自然灾害医疗救援体系的创建及关键技术、装备研发与应用》获得国家科技进步二等奖，《国际灾害医学救援系列研究》获得华夏高科技产业创新一等奖，《国内国外重大灾害事件中的卫勤保障研究》获得武警部队科技进步一等奖等。目前，还承担着多项国家、全军和武警科研课题，其中"各种自然灾害条件下医疗救援队的人员、装备标准化研究"为国务院指令性课题。

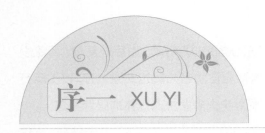

序一 XU YI

健康是人类的基本需要，人人都希望身心健康。世界卫生组织公布的数据表明，人的健康和寿命状况40%取决于客观环境因素，60%取决于人体自身因素。长期以来，人们把有无疾病作为健康的标准。这个单一的健康观念仅关注疾病的治疗，而忽视了疾病的预防，是一种片面的健康观。

在我国，人口老龄化及较低的健康素养教育水平，构成了居民疾病转型的内在因素，慢性非传染性疾病已经成为危害人民健康的主要公共卫生问题，其发病率一直呈现明显上升趋势。据统计，在我国每年约1000万例各种因素导致的死亡中，以心血管疾病、糖尿病、慢性阻塞性肺病和癌症为主的慢性病所占比例已超过80%，已成为中国民众健康的"头号杀手"。慢性病不仅严重影响社会劳动力的发展，而且已经成为导致"看病贵""看病难"的主要原因，由慢性病引起的经济负担对我国社会经济的和谐发展形成越来越沉重的压力，考验着我国的医疗卫生体制改革。

从某种层面理解，作为一门生命科学，医学是一门让人遗憾的学科，大多数疾病按现有的医学水平是无法治愈的。作为医生该如何减少这样的困境和尴尬？怎样才能让广大普通老百姓摆脱疾病、阻断或延缓亚健康而真正享受健康的生活？众所周知，国家的繁荣昌盛，离不开高素质的国民，离不开科学精神的浸染；同样，医学科学的进步和疾病预防意识的提升，需要从提高民众的医学科普素质入手。当前，我国民众疾病预防意识平均高度在世界同等国家范围内处于一个较低水平，据卫生部2010年调查结果显示，我国居民健康素养水平仅为6.48%，其中居民慢性病预防素养最低，在20个集团国中排名居后。因此，我们作为卫生管理者、医务工作者，应该努力提高广大民众的医学科学素养，让老百姓懂得疾病的规律，熟悉自我管理疾病的知识，掌握改变生活方式的技巧，促进和提高自我管理疾病的能力，逐步增强疾病预防的意识，这或许是解决我国医疗卫生体系现在所面临困境的一种很好的方式。中华医学会科学普及分会主任委员郑静晨院士领衔主编的《人生必须知道的健康知识科普系列丛书》，正是本着这样的原则，集诸多临床专家之经验，耗时数载，几易其稿，最终编写而成的。

这套医学科普图书具有可读性、趣味性和实用性，有其鲜明的特点：一是文字通俗易懂、言简意赅，采取图文并茂、有问有答的形式，避免了生涩的专业术语和难解的"医言医语"；二是科学分类、脉络清晰，归纳了专家经验集锦、锦囊妙计和肺腑之言，回答了医学"是什么？""为什么？""干什么？"等问题；三是采取便于读者查阅的方式，使其能够及时学习和了解有关医学基本知识，做到开卷有益。

我相信，在不远的将来，随着社会经济的进步，全国人民将逐步达到一个"人人掌握医学科普知识，人人享受健康生活"的幸福的新阶段！

中国医院协会会长　　黄洁夫

二〇一二年七月十六日

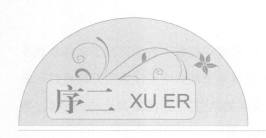
科普——点燃社会文明的火种

科学，是人类文明的助推器；科学家，是科学传播链中的"第一发球员"。在当今社会的各个领域内，有无数位卓越科学家和科普工作者，以他们的辛勤劳动和聪明智慧，点燃了社会文明的火种，有力地促进了社会的发展。在这里，就有一位奉献于医学科普事业的"第一发球员"——中华医学会科学普及分会主任委员郑静晨院士。

2002年6月29日，《中华人民共和国科学技术普及法》正式颁布，明确了科普立法的宗旨、内容、方针、原则和性质，这是我国科普工作的一个重要里程碑，标志着科普工作进入了一个新阶段。2006年2月6日，国务院印发了《全民科学素质行动计划纲要（2006—2010—2020年）》（以下简称《科学素质纲要》）。6年来，《科学素质纲要》领导小组各成员单位、各级政府始终坚持以科学发展观为统领，主动把科普工作纳入全民科学素质工作框架之内，大联合、大协作，认真谋划、积极推进，全民科学素质建设取得了扎扎实实的成效。尽管如此，我国公民科学素质总体水平仍然较低。2011年，中国科协公布的第八次中国公民科学素养调查结果显示，我国具备基本科学素养的公民比例为3.27%，相当于日本、加拿大和欧盟等主要发达国家和地区在20世纪80年代末、90年代初的水平。国家的繁荣昌盛，离不开高素质的国民，离不开科学精神的浸染。所以，科普从来不是纯粹的科学问题，而是事关社会发展的全局性问题。

英国一项研究称，世界都在进入"快生活"，全球城市人走路速度比10年前平均加快了10%，而其中位居前列的几个国家都是发展迅速的亚洲国家。半个多世纪以前，世界对中国人的定义还是"漠视时间的民族"。而如今，在外国媒体眼中，"中国人现在成了世界上最急躁、最没有耐性的地球人"。

人的生命只有一次，健康的生命离不开科学健康意识的支撑。在西方发达国家，每年做一次体检的人达到了80%，而在我国，即使是在大城市，这一比例也只有30%~50%。我国著名的心血管专家洪昭光教授曾指出：目前的医生可分为三种。一种是就病论病，见病开药，头痛医头，脚痛医脚，只治病，不治人。第二种医生不但治病，而且治人，在诊病时，能关注患者心理问题，分析病因，解释病情，同时控制有关危险因素，使病情全面好转，减少复发。第三种医生不但治病和治人，而且能通过健康教育使人群健康水平提高，使健康人不变成亚健康人，亚健康人不变成患者，早期患者不变成晚期患者，使整个人群发病率、死亡率下降。

由郑静晨院士担任总主编的《人生必须知道的健康知识科普系列丛书》的正式出版，必将为医学科普园里增添一朵灿然盛开的夏荷，用芬芳的笑靥化解人间的疾苦折磨，用亭亭的气质点缀人们美好生活。但愿你、我、他一道了解医学科普现状，走近科普人群，展望科普未来，共同锻造我们的医药卫生科技"软实力"。

是为序。

中国科协书记处书记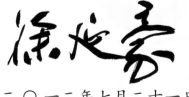

二〇一二年七月二十一日

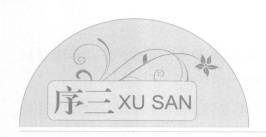

"普及健康教育，实施国民健康行动计划"。这是国家《"十二五"规划纲要》中对加强公共卫生服务体系建设提出的具体要求，深刻揭示了开展健康教育、普及健康知识、提高全民健康水平的极端重要性，是建设有中国特色社会主义伟大事业的目标之一，是改善民生、全面构建和谐社会的重要条件和保障，也是广大医务工作者的职责所系、使命所在。

人生历程，生死轮回，在飞逝而过的时光岁月里，在玄妙繁杂的尘世中，面对七情六欲、功名利禄、得失祸福以及贫富贵贱，如何安度人生，怎样滋养健康并获得长寿？是人类一直都在苦苦追问和探寻的命题。为了解开这一旷世命题，千百年来，无数名医大师乃至奇人异士都对健康作了仁者见仁、智者见智的注解。

为此，我们有必要先弄明白什么是健康？其实，在《辞海》《简明大不列颠百科全书》以及《世界卫生组织宪章》等词典文献中，对"健康"一词都作过明确的解释和定义，在这里没有必要再赘述。而就中文语义而言，"健康"原本是一个合成的双音节词，这两个字有不同的起源，含义也有较大的差别。具体地讲，"健"主要指形体健硕、强壮，因此，有健身强体的日常用语。《易经》中"天行健，君子以自强不息"说的就是这个意思；而"康"主要指心态坦荡、宁静，像大地一样宽厚、安稳，因此，有康宁、康泰、安康的惯常说法。孔圣人所讲的"仁者寿、寿者康"阐述的就是这个道理。据此，我的理解是"健"与"康"体现了中国文化的二元共契与两极互动，活脱就像一幅阴阳互补、和谐自洽的太极图：健是张扬，是亢奋，是阳刚威猛，强调有为进取；康是温宁，是收敛，是从容绵柔，强调无为而治。正如《黄帝内经》的《灵枢·本神》篇里所讲的"智者之养生也，必顺四时而适寒暑，和喜怒而安居处，节阴阳而调刚柔，如是，则避邪不至，长生久视"那样，才能使自己始终处于一个刚柔相济、阴阳互补的平衡状态，从而达到养生、健康、长寿的目的。而至于那种认为"不得病就意味着健康"的认识，是很不全面的。因为事实上，人生在世，吃五谷杂粮，没有不得病的。即使没有明显的疾病，每个人对健康与否的感觉也具有很大的主观性和差异性。换句话说，觉得身体健康，不等于身体没病。《健康手册》的作者约翰·特拉维斯就曾经说过："健康的人并不必须是强壮的、勇敢的、成功的、年轻的，甚至也不是不得病的。"所以，我认为，健康是相对的、动态的，是身体、心灵与精神健全的完美结合和综合体现，是生命存在的最佳状态。

如果说长寿是人们对于明天的希冀，那么健康就是人们今天需要把握的精彩。从古到今，人们打破了时间和疆界的藩篱，前赴后继，孜孜以求，在奔向健康的路上，王侯将相与布衣白丁，医生、护士与患者无不如此。从"万寿无疆"到"永远健康"，这里除了承载着一般人最原始最质朴的祈求和祝愿，还包含了广大民众对养生长寿之道的渴求。特别是随着社会的进步、经济的发展、人们生活水平和文明程度的提高，健康已成为当下大家最为关注的热点、难点和焦点问题，一场全民健康热、养生热迅速掀起。许多人想方设法寻访和学习养生之道，有的甚至道听途说，误入歧途。对此，我认为当务之急就是要帮助大家确立科学全面的养生观。其实，古代学者早就提出了"养生贵在养性，而养性贵在养德"的理论。孔子在《中庸》中提出"修生以道，修道以仁""大德必得其寿"，讲的就是有高尚道德修养的人，才能获得高寿。而唐代著名禅师石头希迁（又被称为"石头和尚"）无际大师，91岁时无疾而终。他曾为世人开列的"十味养生奇方"中的精要就在于养德。他称养德"不劳主顾，不费药金，不劳煎煮"，却可祛病健身，延年益寿。德高者对人、对事胸襟开阔，无私坦荡，光明磊落，故而无忧无愁，无患无求。身心处于淡泊宁静的良好状态之中，必然有利于健康长寿。而现代医学也认为，积德行善、乐于助人的人，有益于提高自身免疫力和心理调节力，有利于祛病健身。由此，一个人要想达到健康长寿的目的，必须进行科学全面的养生保健，并且要清醒地认识到：道德和涵养是养生保健的根本，良好的精神状态是养生保健的关键，思想观念对养生保健起主导作用，科学的饮食及节欲是养生保健的保证，正确的运动锻炼是养生保健的源泉。

"上工不治已病治未病"，意思是说最好的医生应该预防疾病的发生，做到防患于未然。这是《黄帝内经》中最先提出来的防病养生之说，是迄今为止我国医疗卫生界所遵守的"预防为主"战略的最早雏形。其中也包含了宣传推广医学科普知识，倡导科学养生这一中国传统健康文化的核心理念。然而，实事求是地讲，近些年来，在"全民养生"的大潮中，相对滞后的医学科普宣传，却没能很好地满足这一需求。以至于出现了一个世人见怪不怪的现象：内行不说，外行乱说；不学医的人写医，不懂医的人论医。一方面，老百姓十分渴望了解医学防病、养生保健知识；另一方面，擅长讲医学常识、愿意写科普文章的专家又太少。加之，中国传统医学又一直信奉"大医隐于民，良药藏于乡"的陈规，坚守"好酒不怕巷子深"的陋识，由此，就为那些所谓的"神医大师"们粉墨登场提供了舞台和机会。可以这么说，凡是"神医大师"蜂拥而起、兴风作浪的时候，一定是医疗资源分配不均、医学知识普及不够、医疗专家作为不多的时候。从2000－2010年，尽管"邪门歪道"层出不穷，但他们骗人的手法却如出一辙：出书立传、上节目开讲坛，乃至卖假药卖伪劣保健品，并冠以"国家领导人保健医生""中医世家""中医教授"等虚构的身份、虚构的学历掩人耳目，自欺欺人。这些乱象的出现，我认为，既有医疗体制上的多种原因，也有传统文化上的深刻根源，既是国人健康素养缺失的表现，更是广大医务工作者没有主动作为的失职。因此，我愿与同行们在痛定思痛之后，勇敢地站出来，承担起维护医学健康的社会责任。

无论是治病还是养生，最怕的是走弯路、走错路，要知道，无知比疾病本身更可怕。世界卫生组织前总干事中岛宏博士就曾指出："许多人不是死于疾病，而是死于无知。"综观当今医学健康的图书市场，养生保健类书籍持续热销，甚至脱销。据统计，在2009年畅销书的排行榜上，前20名中一半以上与养生保健有关。到目前为止，全国已有400多家出版社出版了健康类图书达数千种之多。而这其中，良莠不齐，鱼目混珠。鉴于此，出于医务工作者的良知和责任，我们以寝食难安的心情、扬清激浊的勇气和正本清源的担当，审慎地邀请了既有丰富临床经验又热衷于科普写作的医疗专家和学者，共同编写了这套实用科普书籍，跳出许多同类书籍中重知识宣导、轻智慧启迪，重学术堆砌、轻常识普及，重谈医论病、轻思想烛照的束缚，从有助于人们建立健康、疾病、医学、生命认识的大视野、大关怀、大彻悟的目的出发，以常见病、多发病、意外伤害、诊疗手段、医学趣谈等角度入手，系统地介绍了一系列丰富而权威的知病治病、自救互救、保健养生、康复理疗的知识和方法，力求使广大读者一看就懂、一学就会，从而相信医学，共享健康。

最后，我想坦诚地说，单有健康的知识，并不能确保你一生的健康。你的健康说到底，还是应该由自己负责，没有任何人能替代。你获得的知识、学到的技巧、养成的习惯、作出的选择以及日复一日、习以为常的生活方式，都会影响并塑造你的健康和未来。因此，我们必须从现在开始，并持之以恒地付诸实践、付诸行动。

以上就是我们编写此书的初衷和目的。但愿能帮助大家过上一种健康、幸福、和谐、美满的生活，使我们的生命更长久！

武警总医院院长　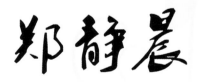

二〇一二年七月于北京

前言 QIANYAN

当今世界,人类社会面临着前所未有的发展机遇,同时也不得不应对自然灾害和事故灾难频发带来的严峻挑战。各国地震、海啸、洪水、台风、泥石流等自然灾害频发,人为事故灾难和公共卫生事件也时有发生,这些突发事件不仅对人类的生命财产造成了极大危害,也给整个社会稳定和经济发展构成了巨大的威胁。为此,联合国在1989年将20世纪的最后10年定为"国际减轻自然灾害十年",显示了国际社会对于灾难处置的高度关注。

受全球气候变化、生态环境变化和人为活动影响,我国已成为世界上自然灾害极为严重的少数国家之一。自然灾害及其衍生、次生灾害的突发性、复杂性和危害性加重加大。1949年以来,中国平均每年因自然灾害造成的直接经济损失在2000亿元人民币以上,农作物受害面积年均超过4000万公顷,受灾人口年均超过2亿。2008年汶川大地震,2013年雅安大地震,1998年长江流域特大洪水,2013年黑龙江嫩江洪水,2010年甘肃舟曲特大泥石流,2013年京广铁路粤北段的泥石流,2003年重症急性呼吸综合征(SARS)的爆发流行都给我们留下了深刻的记忆。自然灾害多发,事故灾难也逐年增加。由于我国安全生产领域长期积累的深层次、结构性和区域性问题仍很突出,煤矿、交通事故、危险化学品泄漏、水上溢油、核泄漏事故造成的环境污染形势严峻,引发重特大突发环境事件的隐患增多。社会安全和公共卫生事件也越来越面临更大挑战。随着我国经济社会结构深度变化,以及国际地区形势的不稳定、不确定因素不断增多,对社会稳定威胁日益严重。公共卫生事件也日益呈现频次高、传播速度快、防控难度大、影响范围广、造成损失严重等特点。鼠疫、人禽流感等传统烈性传染病防范任务依然艰巨,新发再发传染病、群体不明原因疾病、流感大流行等引发重特大事件的危险依然存在;食品安全问题突出,假冒伪劣食品药品时有出现,严重影响人民群众健康安全。加之,随着工业化、信息化和城镇化快速发展,各类安全事件之间的关联性也越来越强,系统风险不断增大，可能造成的影响和损失不断加重，其处置难度加大，同时，人民群众对公共安全的需求日益增加，因此，如何减灾自救，减少伤亡，避免由于认识不足和知识缺陷使得灾害变成灾难已经成为大众关心的问题。历次灾害救援的实战经历和人类抗灾救援的历史经验总结告诉我们，灾后早期迅速有效的营救和医学治疗是伤员存活的关键，而在最初的数小时内，专业救援队到达前，自救是获取生的希望的唯一途径。因此平时应该准备哪些自救物品，灾害发生后怎样正确逃生，被困后怎样避险待援，受伤后怎样自我救治，为获救争取时间，怎样对亲人和身边的人进行正确救助，怎样在有限的条件下对饮水、食品和私人物品消毒、清洁，防止各类灾害后传染病的爆发流行，等，已经成为人们关心并渴望掌握的知识。1976年唐山大地震中，被埋压的灾民人数约为63万，通过自救与呼救脱困的人数为48万，占被埋压的总人数的80%。日本的抗震救灾经验也印证了这一点，有效的自救和互救是减少突发灾害伤亡的主要手段，因此灾害面前多一分自救和互救的知识和技能就多一分生的希望。这些是我们从事灾害救援以来，所深深体会到的。

目前所出版的灾害救援类书籍多是专业书籍，专业性强，针对人群为专业救援队伍，不适合普通大众阅读。防灾自救知识的普及在我国刚刚兴起，远远不能满足大众的需求，因此编写一本通俗易懂，全面实用，读后就能运用的减灾自救科普类型的书，把复杂难懂的灾害救援学、急救医学知识转化成人人能懂，人人会做的生活常识，是我们编写这本书的目的。希望《灾害救援医学》这本书能够帮助大众从对灾害的恐惧无助状态中解脱出来，发现其中的规律，积极面对，正确处理危险情况，沉着自救，最大限度减少损失。

由于灾害救援学和救援医学涉及多学科、跨领域，各类灾害纷繁复杂，本书仅就我国常见灾害和突发公共事件的救助常识进行讲述，未能涵盖灾害救援学和救援医学的全部内容，请广大读者和专业同行见谅，并提出您的宝贵意见，为减少灾害对我国人民群众的生命财产损失共同努力！

陈金宏

二〇一六年三月

C 目录
CONTENTS

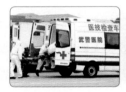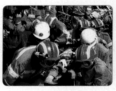

灾害救援医学概览

自然灾害医学救援

事故灾难医学救援

暴恐事件医学救援

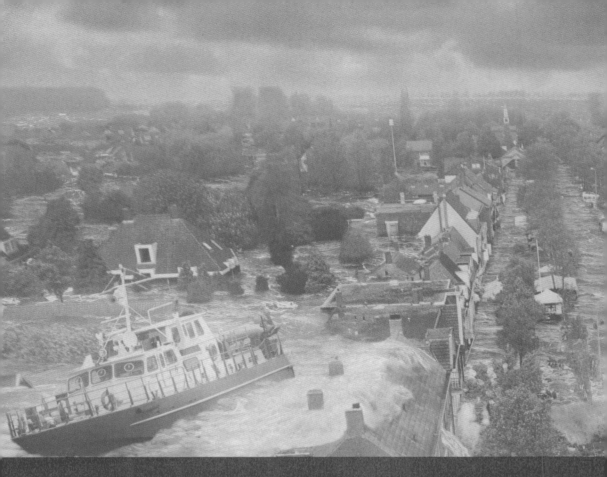

ZAIHAI JIUYUAN
YIXUE GAILAN

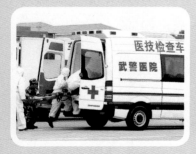

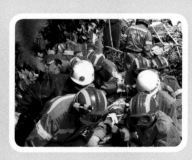

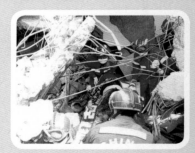

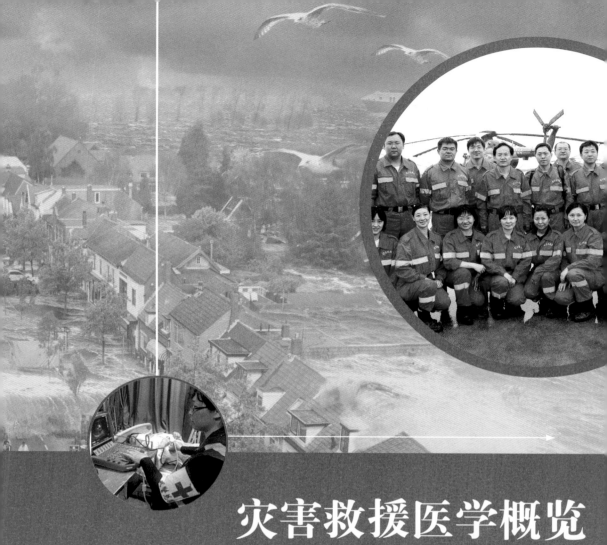

灾害救援医学概览

灾害的定义与分类

灾害的定义是什么

灾害是对能够给人类和人类赖以生存的环境造成破坏性影响的事件总称。是在人们生产、生活活动过程中突然发生的、违反人们意志的、迫使活动暂时或永久停止，并且造成大量人员伤亡、财产损失、生态环境破坏和严重社会危害，危及公共安全的紧急意外事件的总称。联合国"国际减灾十年"专家组将灾害定义为一种超出受影响社区现有资源承受能力的人类生态环境的破坏事件。

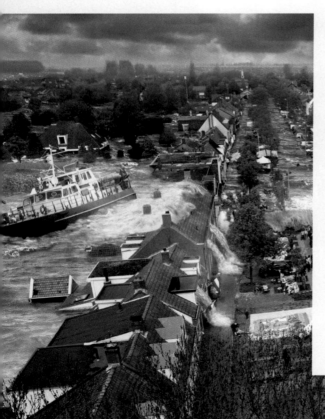

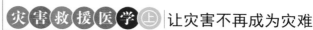

灾害具有普遍性、随机性、必然性、因果相关性、突变性、潜伏性和危害性等特性。灾害因其后果十分严重，往往会引起人们的广泛关注，从而产生不良的社会影响。它除了具有上述特性以外，还具有广泛的社会性。

灾害有哪些种类

我国突发公共事件卫生应急救援预案体系将各类灾害统称为突发公共事件，包括自然灾害事件、事故灾难事件、公共卫生事件、社会安全事件等四大类。《国家突发公共事件总体应急预案》根据突发公共事件的发生过程、性质和机理，将突发公共事件主要分为以下四类：

（1）自然灾害：主要包括水旱灾害、气象灾害、地震灾害、地质灾害、海洋灾害、生物灾害和森林草原火灾等。

（2）事故灾难：主要包括工矿商贸等企业的各类安全事故、交通运输事故、公共设施和设备事故、环境污染和生态破坏事件等。

（3）公共卫生事件：主要包括传染病疫情、群体性不明原因疾病、食品安全和职业危害、动物疫情，以及其他严重影响公众健康和生命安全的事件。

（4）社会安全事件：主要包括恐怖袭击事件、经济安全事件和涉外突发事件等。

灾害的严重程度如何分级

各类突发公共事件按照其性质、严重程度、可控性和影响范围等因素，一般分为四级：Ⅰ级（特别重大）、Ⅱ级（重大）、Ⅲ级（较大）和Ⅳ级（一般），依次用红色、橙色、黄色和蓝色表示。

1. 特别重大事件（Ⅰ级）

（1）一次事件出现特别重大人员伤亡，且危重人员多，或者核事故和突发放

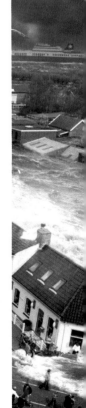

射事件、化学品泄漏事故导致大量人员伤亡,事件发生地省级人民政府或有关部门请求国家在医疗卫生救援工作上给予支持的突发公共事件。

(2)跨省(区、市)的、有特别严重人员伤亡的突发公共事件。

(3)国务院及其有关部门确定的其他需要开展医疗卫生救援工作的特别重大突发公共事件。

2. 重大事件(Ⅱ级)

(1)一次事件出现重大人员伤亡,其中,死亡和危重病例超过5例的突发公共事件。

(2)跨市(地)的、有严重人员伤亡的突发公共事件。

(3)省级人民政府及其有关部门确定的其他需要开展医疗卫生救援工作的重大突发公共事件。

3. 较大事件(Ⅲ级)

(1)一次事件出现较大人员伤亡,其中,死亡和危重病例超过3例的突发公共事件。

(2)市(地)级人民政府及其有关部门确定的其他需要开展医疗卫生救援工作的较大突发公共事件。

4. 一般事件(Ⅳ级)

(1)一次事件出现一定数量人员伤亡,其中,死亡和危重病例超过1例的突发公共事件。

(2)县级人民政府及其有关部门确定的其他需要开展医疗卫生救援工作的一般突发公共事件。

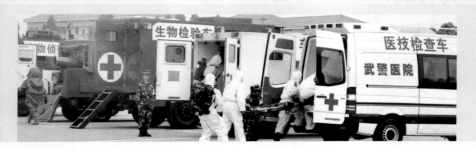

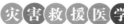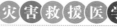

灾害救援的定义与分类

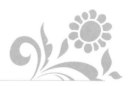

什么是灾害救援

　　这些照片是在2013年4月20日芦山地震救援现场拍摄的，房倒屋塌，伤员被困废墟，大量群众因失去家园而住进帐篷，急需获得救援。那灾害救援的确切定义是什么呢？

　　灾害救援（disaster rescue）是指灾害发生后，政府、社会团体、个人组织等各级各界力量参与救灾，以减轻人员伤亡和财产损失为目的的行动。

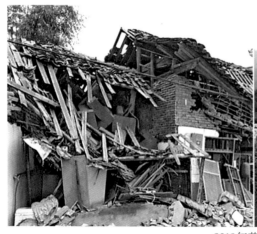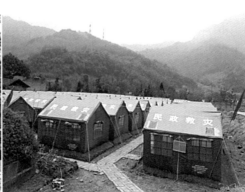

2013年芦山地震

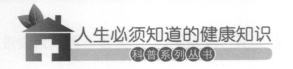

灾害救援分为哪几类

　　灾害救援依据不同的救援任务内容来划分种类，而救援任务是由灾害种类和特点决定的，广义上可分为战争和突发公共事件。战争是人为导致的灾害，在激烈冲突和交火中，军民、财产、社会秩序都会遭受严重破坏，其救援行动依据救援对象的不同分为非战斗人员和战斗人员的救援，具体任务包括：医学救援（伤员、难民）、撤侨、难民安置、国际斡旋、维和恢复秩序、经济援助和家园重建等。

　　突发公共事件是指突然发生，造成或者可能造成重大人员伤亡、财产损失、生态环境破坏和严重社会危害，危及公共安全的紧急事件。主要包括：

　　（1）自然灾害：地震、洪涝、海啸、森林大火、泥石流等。

　　（2）事故灾害：车祸、矿难、空难、核事故、化学毒气泄漏及其他生产安全事故等。

　　（3）社会安全事件：恐怖袭击事件、经济安全事件和涉外突发事件等。

　　（4）公共卫生事件：传染病暴发流行、食品安全、动物疫情及其他严重影响公众健康和生命安全的事件。

　　相应的就需要地震救援、抗洪抢险救援、火灾救援、交通事故救援、SARS救援等。

　　虽然灾害种类、危害特点、破坏程度不同，但救援的目的是一致的，都是最大限度地避免和降低灾害造成的生命、财产损失，以最快速度恢复生产和生活秩序。

灾害救援的目的和原则

　　灾害救援的目的在于最大限度地避免和降低灾害造成的生命、财产损失，为因灾害而陷入生存和生活困境的灾民进行抢救和提供所有可能的救助，最快速度恢复生产和生活秩序。灾害救援是一个庞大的系统工程，依据灾害发生规律和特点，人类不断总结经验和教训，目前认为需遵循以下原则：

（1）人道救援原则：灾害救援应以抢救生命为首要和中心任务。人道需求优先，不分种族、信仰或国籍且无任何附带条件，援助仅凭需求优先。

（2）快速反应原则：地震灾害救援的最佳时机是震后72小时内，及时、有效地开展救援行动，在最佳救治时机采取最适宜的救治措施是救援成功的根本保证。

（3）安全救援原则：任何灾害的救援工作都要保证救援者的安全，要牢固树立安全原则。救人第一，施救者也应善于保护自己，避免增加不必要的伤亡，影响救援效率，这是现代救援理论的基本观点。

（4）自救互救与专业救援互补原则：大灾过后，外界的救援力量在黄金救治时间内进入灾区往往很困难，最初期的救援必须也只能靠灾区的自救互救，最大限度地减少伤亡，同时专业救援队伍必须尽快抵达灾区。

（5）区域救援，就近调拨的原则：灾害的发生具有地域特点，灾害救援应以区域为基础，就近调拨救援物资和力量，尽量避免跨区域救援在时效、人流、物流等多方面的延迟问题。但灾区救援体系破坏，不能完成救援任务时，应立即启动外部救援力量。

（6）科学救援原则：灾害救援是专业技术，要遵守科学原则，首先要评估环境安全，确定科学的搜索路线、方法，创造安全通道。充分利用有限的人力和物力资源，最大限度增加救援效率。

（7）检伤分类与分级救治原则：灾后的伤员远远超过救援人员的数量，大量的伤员超过了救援物资供给能力，时间紧迫，必须合理配置有限的资源，以有限的资源救治最多的人。首先是确定伤员的救治、转运优先顺序，这个工作称作检伤分类。伤员分类后，根据伤情的轻重缓急，按照灾区各级救治机构的分工、救治能力和范围的不同，依据现场条件和医学要求，分工完成伤病员的分级、梯次诊治的过程。

（8）灾害准备原则：灾后快速有效的救援行动是以平时的充分准备和训练为基础的，包括制定救援预案、训练救援队伍、储备救援物资、防灾知识普及和演练等。

灾害救援医学

什么是灾害救援医学

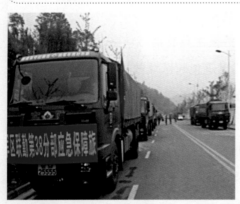

灾害过后大量伤员需要救治，医务工作者是灾害救援不可或缺的重要力量，历次救援现场都能看到医务工作者忙碌的身影。

灾害救援医学是研究灾害条件下进行医学救援的科学规律、方式、方法、组织的一门科学，涉及灾害救援的各个方

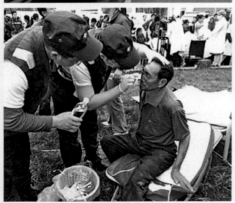
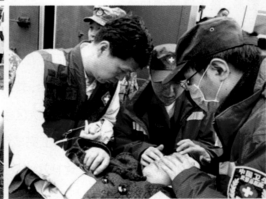

面、各个阶段是灾害救援的重要组成部分。

　　与一般急救医学不同的是，灾害救援医学是研究各类灾害紧急情况（火灾、地震、空难、暴恐袭击等）下的救援特点。如地震救援医学即研究在地震发生后，基础设施遭到破坏，水电供应中断，大量人员伤亡，物资供应匮乏等紧急情况下，迅速有效地组织医学救援力量，包括当地专业救援力量、医疗人员、消防、普通幸存者，以及外来专业救援队伍、军队、志愿者等，对伤员进行搜索营救，创伤急救，伤员治疗，护理和转运等。

灾害救援医学发展简史

　　1976年，由德国著名麻醉医生美因茨（Meinz）发起，来自7个国家的急救和重症监护医生在日内瓦联合成立了"美因茨俱乐部"，成为世界上第一个专门探讨和研究急救和灾害医学的学术机构，并确定每两年召开一次国际灾害急救医学会议。1985年该组织正式更名为世界急救和灾害医学协会（World Association for Disaster and Emergency Medicine，WADEM），标志着现代急救和灾害医学概念的形成。

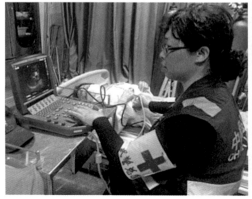
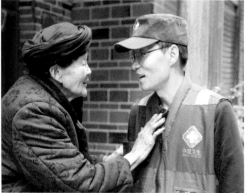

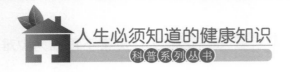
世界灾害救援医学发展概况

灾害救援医学发展40年来，已受到各国医学界的高度重视，欧美等发达国家已相继成立了全国性灾害医学学术组织和灾害医学救援中心，进行了广泛的理论与实践探索，并不同程度地开展了灾害医学教育和训练活动，如英、美、法、澳等国家，在大学专门开设有关灾害医学的课程来培养、训练学生的救灾技术。1986年欧共体专门成立了欧洲灾害医学中心（CEMEC），负责训练各成员国有关救灾医务人员，培养他们在灾区救治伤病员的实际工作能力，尤其院前救治管理以及应对大灾害的能力。美国灾害医疗系统十分发达，在各州、市、郡建立培训中心和培训基地，不断动员已有的各种资源，制定教育训练项目，对从事紧急救援工作的人员进行两级强化培训，同时对一些志愿者也进行培训，不断提高全联邦的应急救援能力。德、意、日等国把急救意识普及到各个阶层，意在使抢救现场人人都是急救员。

灾害救援医学在世界范围内已得到越来越广泛的重视，尤其美国国家灾害医疗系统在"9·11"事件救援中起到的巨大作用，使更多的国家深刻感受到建立与发展国家灾害医疗系统的迫切性。灾害救援医学的发展已从单纯的学术研究演变成为一些国家的政府行为，呈现出急救社会化、结构网络化、抢救现场化、知识普及化，以及跨学科、跨部门、跨地区、跨国界合作的趋势，由此带来相应的知识技能、组织结构、实施运作和管理模式也发生着重大变革。

目前，主要发达国家已形成了全国性灾害医疗系统（National Disaster Medical System, NDMS），建立了军民联合或军队提供机动性支援的灾害卫生救援体制，以应对大灾难来临时的医疗需求。如美国、瑞士、以色列建立了军民一体化的灾害医疗系统，其指导思想是在国内发生重大灾害事件或对外发生常规战争时，对大批伤员进行救治。NDMS的建立一方面可以最大限度利用现有的救灾资源，提供确定的救援水平，协调各卫生救援机构的院外救援工作，协助降低卫生救援开支，降低死亡率；另一方面可以改进联邦政府灾害救援准备工作，包括动员与部署医疗队、卫生装备与物资供应的能力，提供伤病员后送系统的能力，提供确定性治疗的能力。NDMS的主要功能包括紧急医疗服务、伤病员分类、后送以及收容治疗，而且在各环节中均有心理卫生专业人员参与。虽然NDMS在应对灾害时已起到积极有效的作用，但仍然存在一定的局限性，需要不断完善。

我国灾害救援医学发展现状

1995年，卫生部颁布《灾害事故医疗救援工作管理办法》，2001年1月，经民政部批准，中国灾害防御协会正式成立救援医学专业委员会，标志着我国的救援医学专业及队伍开始步入正轨。2001年4月27日，由中国地震局、武警总医院和解放军某工兵部队联合组建了中国国际救援队（Chinese International Search and Rescue，CISAR），并由温家宝总理亲自授旗。2006年，国务院颁布《国家突发公共事件总体应急预案》，随后在此基础上，形成了从中央到地方四大类25个专项应急预案，80余个部门预案和省、市各级地方预案，国家突发公共事件预案体系基本建成。2008年汶川地震以来，我国灾害救援理论在救援实践的推动下取得了长足的进步，但我国灾害救援体系尚处于初级探索阶段，参与灾害医学救援的各个部门缺乏统一的组织、指挥、协调体系，相关预案的制定和队伍的组建、调配急需科学的理论体系指导。

灾害救援医学的特点是什么

灾害救援医学除了上述内容之外，还广泛涉及院外急救、医学及灾难条件下监护运输、院内急诊、院内对各类灾害及突发事件的应急处置。因此，灾害救援医学必须关注医学之外的灾害科学问题，如必须建立相应的应急计划，能及时、有序、高效率地转入紧急状态。还应特别掌握救援预案的基本框架及内容，这其中包括寻求生存的场所并加以保护、寻求维持生命的水和食物、寻找求生之路；及时全面控制伤病、树立坚定求生的希望之心等。同样还要将环境医学、预防医学、卫生救援学加以综合。灾害救援医学是一门跨学科、跨领域的系统工程学科，主要有六大特点：

六大特点

（1）灾害救援医学是一门需要由政府主导发展、全社会参与的实践性强的新兴综合性交叉学科，以灾害学、临床医学、预防医学、护理学、心理学为基础，涉及社会学、管理学、工程学、通讯、运输、建筑和消防等多门学科。

（2）灾害救援医学不同于传统的急救医学，内涵较急救医学更为广泛，包括灾难伤员搜救、分类及救治、伤员转运、移动医院的建立和运作、灾区医院重建和灾区防疫等内容。

（3）灾害医学救援需要依靠强有力的组织体系和多部门协作。重大灾难具有突发性、群体性、复杂性等特点，应在当地政府统一领导下开展灾害医学救援工作，依托强有力的灾难应对指挥体系和应急救援网络，动员一切可以借助的应对资源，共同实施救援任务。

（4）短时间内需要大量医护人员和医疗资源进入灾区。灾后出现的大量伤员导致医疗需求急剧增加。同时，灾区卫生机构和卫生设施遭到损失和破坏，不同程度地丧失救援能力，需要大量的医护人员和医疗资源进入灾区参与灾害应急救援。

（5）卫生防疫是灾害救援医学的重要部分。为防止灾后疫病流行，防疫工作已成为灾害救援的重要组成部分，贯穿于灾害医学救援的全过程。

（6）心理救援是灾害救援医学不可缺少的重要部分。灾害救援不仅要救治伤员的身体创伤，还需关注伤员的心理健康；不仅要关注伤员的心理问题，也要关注救护人员的心理健康。

灾害医学救援的主要任务是什么

（1）现场伤员的救治：包括灾害现场搜救、营救幸存者、检伤分类、分级救治。

（2）为灾区群众提供紧急医疗救助。

（3）灾区的卫生防疫工作：包括水源检测、传染病的预防和处理。

（4）灾后心理障碍的处理。

（5）灾后医院重建和医疗培训工作。

灾害现场医疗救援技术的特点是什么

灾害医疗救援技术是灾害突发后，医疗救援人员在灾害救援现场，面对大量伤亡和紧缺的物资，迅速判断伤情，针对受灾遇险人员实施的以拯救生命为目标的医疗技术，具有简单易行、使用广泛、效果确凿等特点。

灾害救援医学概览

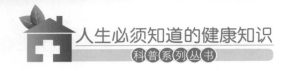
支撑灾害医学救援现场的五大技术

　　救援的关键是救人，救人的关键是争分夺秒、快速抢救危重伤员、减少死亡人数。以地震灾害为例，被埋压伤员能否被迅速搜索、营救，同时得到有效的救治，是存活的关键，救出时间越长，其生存率越低，历次救援数据统计发现，在灾害发生后24小时内获救，存活率可以达到81%；如果超过2天，存活率会大幅下降，仅为36.7%；如果超过5天，仅有7.4%的伤员可以存活，这期间由于伤病导致的残疾率将同步上升。因此，迅速有效的搜索、营救、现场抢救、安全后送、有效防疫等救援措施的一体化实施是争取时间，向死神争夺生命的关键。这一系列救援措施包括五大救援技术：现场检伤分类技术、现场心肺复苏技术、现场手术技术、监护后送技术及一体救治技术。

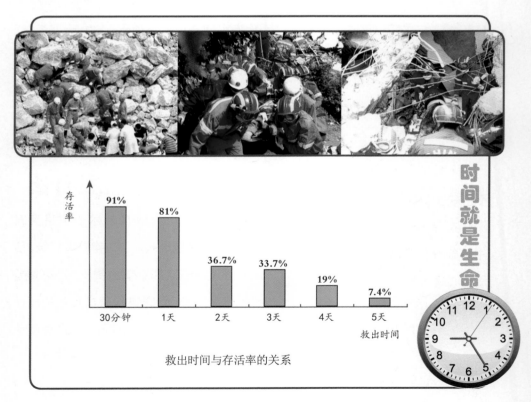

救出时间与存活率的关系

1. 现场检伤分类技术

检伤分类技术最早出现在18世纪拿破仑"大军团"的伤员救治行动中，医官巴伦·拉尔引入了救治效果最大化的标准管理和救治大量伤员，成为最初战场现场检伤分类的技术雏形。随着社会文明和技术的进步，目前应对大规模伤亡事件，军用和民用检伤分类技术在很大程度上已经融合在一起，即面对大量伤员和有限的救治资源，必须确保以有限的资源救治最多的人。根据伤情的严重程度，确定优先治疗程序的技术，这种技术和程序就叫作检伤分类技术。

检伤分类技术主要包括以下6个步骤：

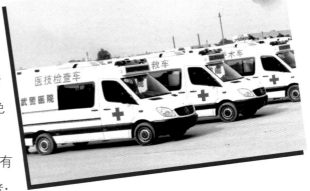

步骤1：观察和评估现场情况，确定能够安全进入，绝对避免对救援人员造成不必要的伤害。

步骤2：初步粗检，做到心中有数。分辨出：①能够移动的幸存者；②不能移动但有意识且能够按吩咐动作的幸存者；③不能移动并无反应者，可能为重伤或死亡。

步骤3：从离得最近的伤员开始逐个检伤评估，不能漏检。

步骤4：根据伤情严重程度标记伤员。目前多数采用不同颜色伤票标记：红色表示危重，绿色表示轻伤，黄色为介于以上两者之间，而黑色表示伤员死亡。

步骤5：对标记为"红色"的伤员应立即救治，采取开放气道、辅助呼吸、止血、抗休克、注射解毒剂等现场急救措施。

步骤6：填写伤员检伤分类登记卡。

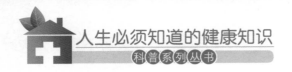
现代检伤分类技术趋向于单兵手持式检伤分类智能终端和腕带式电子伤票病历。相对于传统彩色伤票区分轻、中、重伤员，电子伤票具有以下优点：①伤情一次录入，各级救治机构全程共享、持续完善，为快速抢救生命赢得时间；②音视频点对点、点对面全球同步传输，实现了单兵自救咨询和重大伤情多医院联合会诊；③内置伤情救治专家指导系统，可在通信完全中断的情况下，为危重伤病员诊治提供实时智力支持；④腕带式电子伤票病历，实现了全信息覆盖，增加了心理检伤分类功能，避免重复刺激造成的二次心理损伤。较之于传统方法，伤员信息更加完全，伤情登记明确，实现信息快速共享，增加了救治效率。

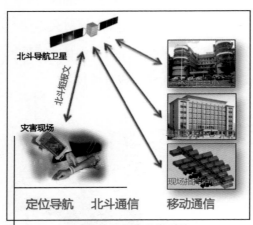

信息化智能检伤分类系统

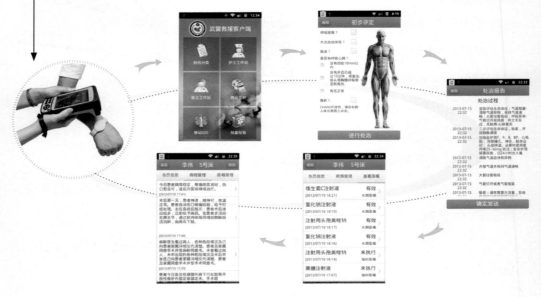

信息化智能检伤系统操作界面

2. 现场心肺复苏技术

早在1700多年前的东汉时期，张仲景在《金匮要略》中就已经提到"救自缢死……上下安被卧之，一人以手按据胸上，数动之……"此即最早关于胸外按压的描述。晋代葛洪所著的《肘后方》中已经有了相关人工呼吸的记载："塞两鼻孔，以芦管内其口中至咽，令人嘘之。"现代完善的心肺复苏是由美国匹兹堡大学国际复苏研究中心主任彼得·沙法教授等人创始的。心肺复苏是指用于心跳和呼吸骤然停止的一种急救方法。心肺复苏英文简称CPR，C是心脏的意思，P是肺脏的意思，R是恢复生命的意思。CPR技术发展到今天已经成功地抢救大量人员生命，并日臻成熟，在院前或灾害现场发挥了巨大的作用，虽然历经研究和调整，但CPR技术核心步骤依然是：①胸外按压；②开放气道；③人工呼吸。

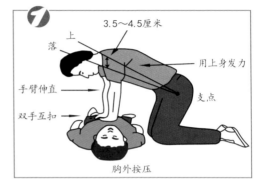

胸外按压

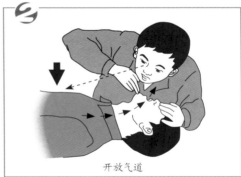

开放气道

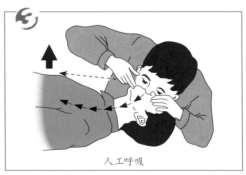

人工呼吸

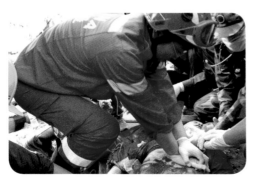

武警总医院国际救援队员在灾害现场实施心肺复苏术

心脏复苏技术三个核心步骤

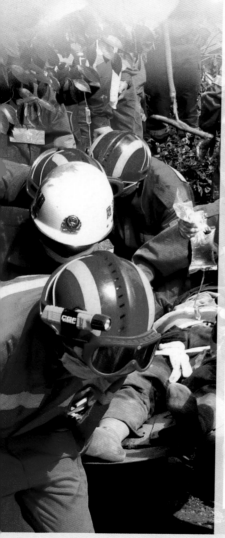

灾害现场实施心肺复苏术有哪些不同？灾害现场受到人员、环境和伤情等因素制约，实施难度大于平时，导致成功率下降。其主要原因在于伤员胸骨、肋骨骨折、血气胸等情况下，胸廓不能承受按压；在伤员受困现场的狭小空间，运输途中和半卧位等特殊情况下，常规复苏操作难以执行。因此，目前出现了腹部提压代替胸外按压技术，该技术具有可持续性和狭小空间可操作的特点，全自动3D按压代替人工按压技术，微型便携式呼吸机代替人工呼吸，手持式骨髓腔穿刺器快速解决静脉输液通路等技术应运而生，这些将成为今后灾害现场救援的利器。

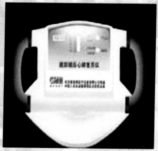

腹部提压心肺复苏器

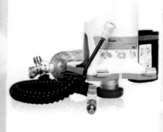

绑带心肺复苏器

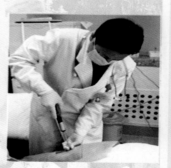

手持式骨髓腔穿刺器

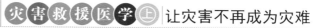

3. 现场手术技术

现场紧急救命手术是抢救危重伤员最关键的环节，既往由于环境恶劣、易发感染；设备繁多、不易展开等原因，一些复杂的胸科、骨科、神经外科手术无法实施，许多伤员在转运途中伤情恶化，失去宝贵的救治时机。为此，广大救援和科研人员经过艰苦努力，移动手术车组、帐篷、移动实验室检查、便携式超声仪和移动影像检查（X线、CT）技术与装备相继研发成功，并陆续配备给救援队伍，使现场手术室达到了医院内手术室同等功能，扩大早期手术适应证范围。

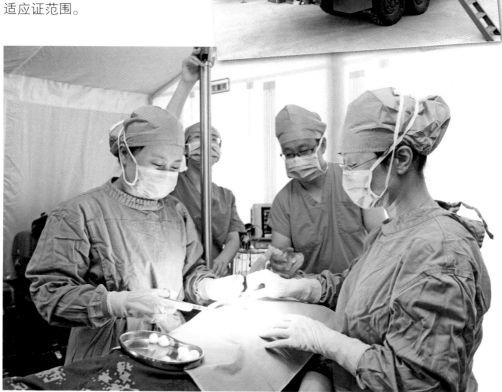

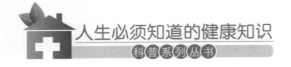

4. 监护后送技术

监护后送技术是将伤员运送至安全地带进一步救治的方法与过程。该技术也被认为是由拿破仑"大军团"的医官巴伦·拉尔开创，但是直到第二次世界大战，才形成针对在战争中受伤的伤员的医疗救治的分级结构。早期的后送设备非常简陋，甚至没有医疗设备与人员，仅是可以平躺的车。直到20世纪60年代中期，很多需要紧急救护的伤病员在送到"急诊室"前已经死亡。伤病员中途的高死亡率，是因为当时还没有像现在这样配备医疗人员与医疗装备的救护车，途中无法给予救治。灾害救援过程中，医疗后送就是连接灾害现场、流动医院和后方医院的生命线，由于运输、通信工具及医疗装备的限制，很显然，没有监护、救治能力的单纯后送是造成伤员死亡的另一个重要原因。

研发相关技术和装备，把转运过程变为边送边治的抢救过程，使伤员在转运的过程中得到连续有效的监护和治疗，是降低这一环节伤死率的关键。随着医疗监护设备技术和运输装备的不断进步，以及救治人员素质和技术的提高，开展可陆路、航空和水上监护的后送技术，在后送途中提供良好的医疗监护和救治。医疗后送成为名副其实的有医疗监护条件下的后送并广为人们接受，提高了医疗救援效率。

2006年黑龙江森林大火，大批救火官兵受伤，部分伤情严重，急需转运至烧伤中心救治。武警总医院承担了此次监护后送任务，所有伤员全部安全转运，途中无

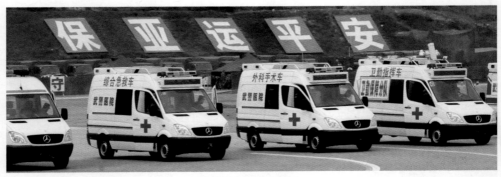

医学救援转运车辆

一死亡和伤情恶化，是我国最大规模的危重伤员空中医疗转送，也是监护后送技术的成功范例。

5. 一体救治技术

目前各国通用的救援模式是消防、工程、医疗等人员各自组队、独立展开，需要相互衔接，中间环节多，如果通信不畅、配合不到位，会造成效率低下，延误最佳的救援时机。因此我们提出搜索、营救、医疗、心理、防疫一体的救援理念，建立了技术规范，实现了一专多能、一队多用，从而

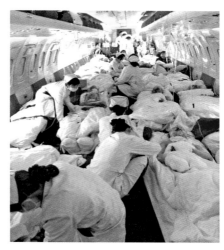

2006年黑龙江森林大火重度烧伤官兵的监护后送

解决了搜索营救与医疗脱节、危重伤员救治成功率低的世界性难题，伤员"第一目击者"就可实施医疗救治，把搜索营救的过程转变为抢救治疗的过程。同时，以数字微波传输技术为基础，研发点状图像采集传输设备，实现了救援人员对废墟压埋下第一现场重伤员进行远程会诊。从而最大限度地提高救援效率，将医学救治融入救援行动中的每一个环节，使伤员得到最及时有效的抢救，大幅降低伤死率和伤残率。

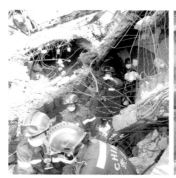
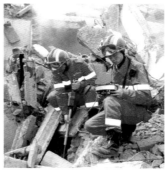
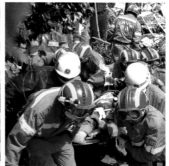

普及自救互救技术
守卫大众生命安全

在近几年的北京马拉松赛及一些大型运动会上，曾突发参赛选手晕倒事件，我们看到的是持有救护证书的国外友人出手相助——人工呼吸、胸外心脏按压，而众多的国人目瞪口呆，不知所措，最好的反应只是拨打急救电话。这也与美国"9·11"事件中现场普通群众处乱不惊，积极有效地参与救助形成鲜明的对比。镇静、果断、正确自救和互救绝对是降低灾害死亡率的关键，在灾害救援中的重要性不言而喻，多一份自救和互救的技能就多一份生的希望。欧美国家非常重视这方面知识的传播和训练，民众日常获得的救援理念、知识、技能和救援训练、演习在灾害突然降临时就变成减灾、自救的有力武器，同被动等待外援相比，赢得了时间，减少了伤亡，避免了错误和慌乱导致的二次损害。2008年我国汶川大地震的惨痛场面极大地唤起了人们对防震减灾教育的关注，抗震减灾教育活动和宣传品大量涌现，学校、社会团体、社区均组织了不同规模的抗震知识普及和逃生演练，人民群众的自救、互救能力得到了提高。这在2013年四川芦山地震发生后得到了充分体现，当地群众迅速有效的自救和互救大大降低了伤亡，给后续救援提供了时间和机会。汶川和芦山两地相距87千米，同处龙门山地震带，震级相差1级，但后者的伤亡和损失同汶川地震相比大大减少。不难看出，在突发事件不断增多的当前，要增强公众的急救意识，把自救知识、急救知识、急救技能，向社区、向社会普及，让"第一目击者"实施真正意义上的抢救非常重要。

目前，地震灾害教育的教育和演练明显多于其他灾害教育，其他社会灾害减灾知识的普及教育亟待加强。民众获得社会灾害教育的途径可以主要归纳为3类，一是建立和使用灾害教育场所，保留废墟，建立灾害资料馆和博物馆，让我们牢记血的教训，时时警醒灾害的巨大破坏作用，世世代代不放松防灾减灾的努力；二是加强媒体宣传，通过报纸、视频、电视、广播、网络、书籍等广泛自救和互救的知识技能，使之深入人心，并转化成突发事件发生后的正确行动；三是进行集中宣传和演练，对社区、厂矿、学校、医院、机关、军队、公安等人群进行集中培训，开展防灾演习，确保人人懂、人人会、人人能做到。其中，灾害救援医学普及教育成为重中之重，通过通俗易懂的科普形势，让大众学习掌握各类灾害的特点、自救方法、施救方法，最大限度地增加第一时间的救治效果和能力。

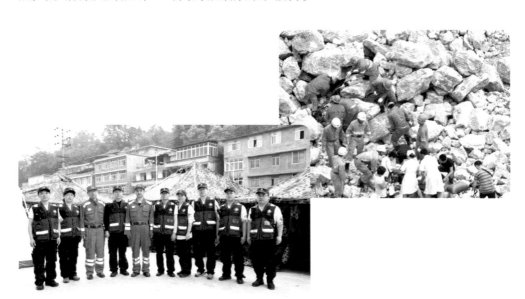

（本章编者：陈金宏、杨钧、陈璐）

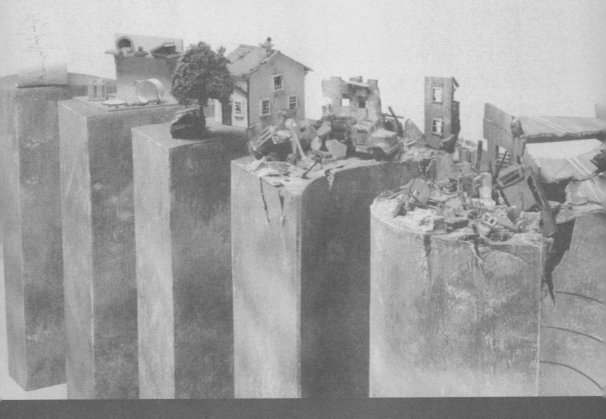

ZIRAN ZAIHAI
YIXUE JIUYUAN

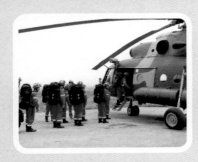
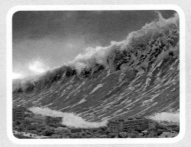
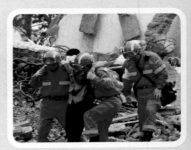

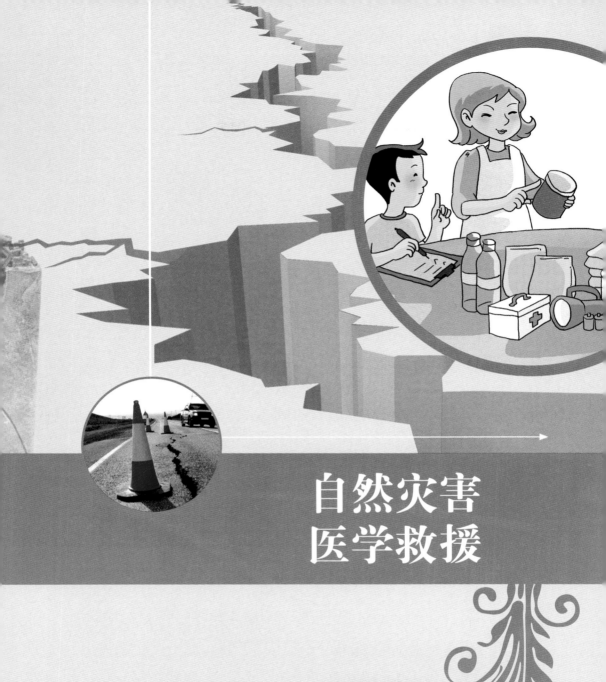

自然灾害
医学救援

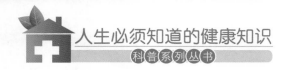

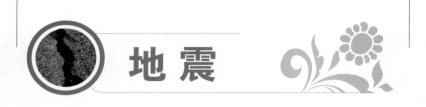

地震

背景知识

2008年5月12日14时28分04秒，四川汶川、北川突然发生8级强震，这是新中国成立以来无论从破坏性还是波及范围来讲都最严重的一次地震。为表达全国各族人民群众对遭受四川汶川大地震同胞的深切哀悼，国务院决定，2008年5月19日至21日为全国哀悼日。自2009年起，每年5月12日为全国防灾减灾日。

此次大地震的原因是印度洋板块向亚欧板块俯冲，致使青藏高原的海拔急剧

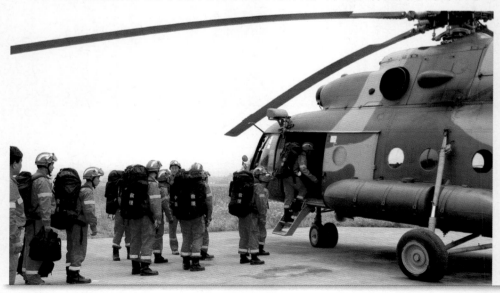

升高,从而导致地震。汶川地震之后,来自地震消防系统、安监系统以及国际社会的各类专业救援队伍共计90多支,投入到了紧张的搜索、营救及医疗救助当中。根据总参谋部的报告,截至2008年9月25日,抢险救灾人员已累计解救和转移了1486407人。

汶川地震的震源深度为14千米,属于浅源地震,其强度高达11度,因此造成了巨大的伤亡。根据民政部的报告,截至2008年9月25日12时,四川汶川地震已确认有69227人遇难,374643人受伤,失踪人数为17923人。而根据卫生部报告,截至2008年9月22日12时,因此次地震受伤住院接受治疗的人员累计达96544人(不包括灾区病员人数),已出院93518人,仍有352人住院,其中从四川省转至外省市接受治疗的人员中,仍住院的人数为153人,共救治伤病员4273551人次。截至2008年9月4日,汶川地震造成的直接经济损失约为8452亿元人民币。

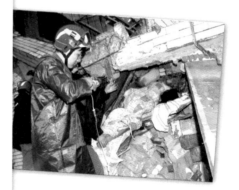

汶川地震发生后,国家地震灾害紧急救援队中的195名队员于12日22时40分抵达成都太平寺机场。随后根据国家抗震救灾总指挥部的指示,国家地震灾害紧急救援队先后转战都江堰市、绵竹县汉旺镇、汶川县映秀镇、北川县城这4个城镇,成功搜救出被压在废墟中的49名幸存者,并帮助指导其他队伍营救出幸存者共计15人,抢救枪库1座,清理尸体1000余具。

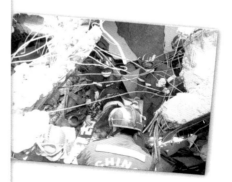

自然灾害
医学救援

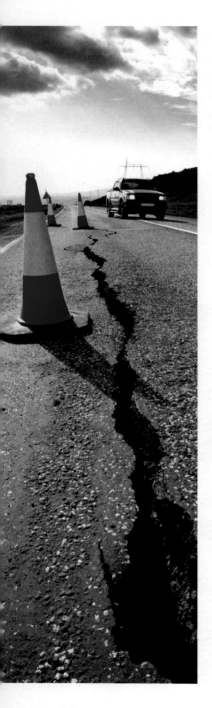

　　2013年4月20日8时02分,四川省雅安市芦山县发生7.0级地震。地震发生后,社会各界的力量都快速集中到了灾区救援当中,与2008年汶川地震的救援相比,芦山地震救援力量的集结、出动速度、灾区有序的交通管制以及灾区群众的自救互救等各方面的完美配合,均使得灾害所致伤亡有所减少。

　　地震后2小时,根据国家卫计委的通知要求,武警总医院派出19名医疗人员,共携带320万元救援设备及药品,于当晚22时抵达四川雅安,成为四川省外第一支带装备进入灾区的医疗救援队。同时,武警总医院另派出22名医护人员随国家地震紧急救援队出队并执行重要的地震救援任务。

　　国家地震紧急救援队参加的这两次地震救援任务,汶川地震救援中医疗救援的重点为对废墟下受困者的紧急救援,尤其是地震导致的狭小空间内的医疗救护,为长时间被压在倒塌物下的伤者减轻痛苦、改善其预后。芦山地震时,虽然有大量建筑物损坏,但经过自救互救,人们能够很快地逃离倒塌及可能再次塌陷的危险区,因此芦山地震医疗救援以医疗巡诊和开展医疗点为主,医疗队员随搜救分队前往24个乡镇开展巡诊,并为缺少医疗救助的芦山双石镇、清仁乡和宝兴县城分别建立3个医疗点。地震对受灾群众的危害程度直接决定了救援的重点,不可否认的是加强平日的防灾减灾意识培养、完善防灾减灾预案,是保障群众生命安全的决定性因素。

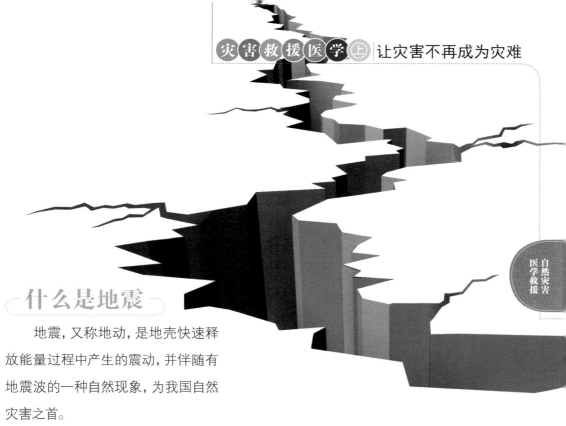

什么是地震

地震，又称地动，是地壳快速释放能量过程中产生的震动，并伴随有地震波的一种自然现象，为我国自然灾害之首。

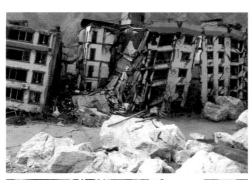

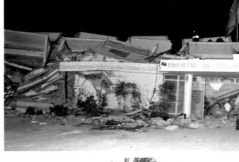

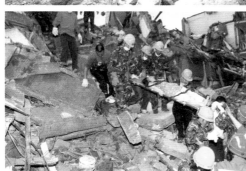

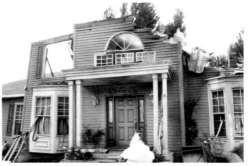

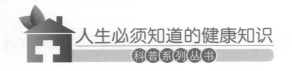
地震形成的原因

地震按照形成的原因可以分为构造地震、火山地震、陷落地震和诱发地震。

构造地震是指由于地壳运动引起地壳岩层断裂、错动而发生的地震，世界上绝大多数地震都属于构造地震。

火山地震是指由于火山活动时岩浆喷发冲击或热力作用而导致的地震。火山爆发可能会激发地震，而发生在火山附近的地震也可能引起火山爆发。一般而言，影响范围并不大。

陷落地震是指由于地下水溶解可溶性岩石，或由于地下采矿形成的巨大空洞，造成地层崩塌陷落而引发的地震。这类地震震级一般都比较小。

诱发地震是指在特定的地区因某种地壳外界因素诱发而引起的地震。这些外界因素可以是地下核爆炸、陨石坠落、油井灌水等。

用什么来衡量地震强度

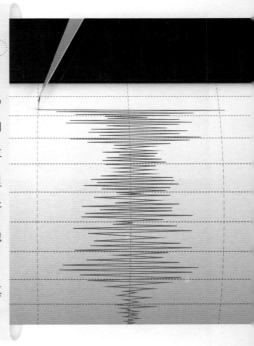

震级是表示地震强度大小的一种度量。目前国际上一般采用美国地震学家查尔斯·弗朗西斯·里克特（Charles Francis Richter）和宾诺·古腾堡（Beno Gutenberg）于1935年共同提出的震级划分法，即现在通常所说的里氏地震规模，也就是地震发生后，我们最常听到的里氏震级，如2010年4月14日青海玉树地震的震级为里氏7.1级。里氏规模每增强一级，释放的能量约增加31.6倍，相隔两级的震级其能量相差1000倍。

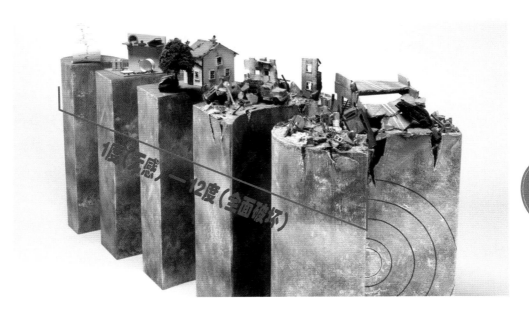

1度（无感）——12度（全面破坏）

怎样衡量地震的破坏程度

地震烈度是衡量地震破坏程度的度量，目前国际通用的是麦加利地震烈度（Modified Mercalli Scale），其从感觉不到至全部损毁分为1度（无感）至12度（全面破坏），通常5度或以上才会造成破坏。但是，地震破坏程度的影响因素还有震级、震源深度、受灾地区距震源的远近、地面建筑状况和地层构造等。例如，在渺无人烟的沙漠戈壁，在人烟稀少但建筑物以砖瓦结构为主的偏远地区，以及在人口居住密度很大的城区，里氏7.0级的地震均会对环境、城市建筑、人群及经济社会造成不同的影响。

震源和震中有什么关联

根据地震发生点在地壳与地表的定位名称，科学家定义了震源和震中。震源即地震波发源的地方。地面上离震源最近的一点，也就是震源在地面上的垂直投影，称为震中，它是接受振动最早的部位。

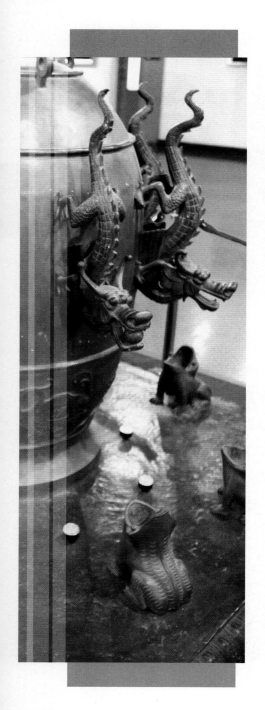

震源越深破坏也越大吗

震中到震源的深度称为震源深度，是影响地震灾害大小的因素之一。地震分三种，分别是浅源、中源、深源地震。震源深度小于70千米的地震为浅源地震，浅源地震发生频率最高，占地震总数70%以上。震源深度在70千米至300千米的为中源地震，超过300千米的为深源地震。通常情况下，同样震级的地震，震源和破坏性成反比。因为根据物理学知识，震源越浅，能量释放路程短，破坏越大，但波及范围也越小；而震源越深，破坏越小，有震感的范围越大。所以，破坏性地震一般是浅源地震。例如1976年唐山地震的震源深度为12千米，就属于浅源地震。

地震逃生时的几个常见误区

1. 边跑边喊，紧张气氛

有研究表明，在震中及其附近地区，从地震发生到房屋倒下，一般有12秒的时间。个人首先应当保持冷静，并在这宝贵的12秒内做出正确无误的避难行为。

在这种紧要关头，乱喊乱叫会使人出现盲

从现象，做出错误的群体行为，最终因惊慌失措，慌不择路，而造成更大的伤亡。

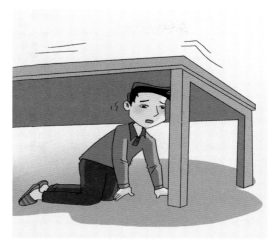

2. 躲在桌子下面或床下

地震发生时如何选择正确的躲藏位置，是要根据建筑物来确定的。

如果房顶是瓦面的，这种材料一经震动极易被破坏，躲在桌子下面，可以防止被瓦片砸伤，在这种情况下躲在桌子下面是比较安全的。

然而，现在大多数楼房都是钢筋混凝土结构的，桌子无法承受钢筋混凝土的重量，很容易被破坏，在这种情况下就不宜躲在桌子下面。但是，桌子仍可以起临时支撑和缓冲的作用，以低姿态躲在家具旁边，也可以获得一定的生存空间。同时，头部的保护最为重要，在紧急情况下可利用身边的棉坐垫、毛毯、枕头等物品裹住头部，以免被砸伤。最后，在室内避震当中，一定要注意避开墙体的薄弱区域，例如门窗附近等。

3. 受压时大声喊叫

地震时如果身体被压，情绪上首先要尽快稳定下来，想方设法脱离险境。因此需要保存体力，切记不要大声喊叫，可用通过敲击周围物体产生声音，从而发出求救信号。

4. 碰到高压线等高危设施倒塌后自行撤离

在遇上高压线等一些大型的高危设施倒塌时，比较安全的方法是待在原地不动，等待专业抢险救援人员救助。这些高危设施倒塌时，其携带的一些特殊能源常常也同时发生泄漏。所以，这时如果马上离开，盲目逃生，很有可能引起像爆炸、触电等更为严重的事故发生从而直接威胁生命。

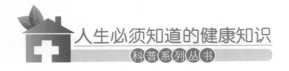
5. 乘坐电梯

地震时，因为非常容易出现电路故障，所以切记不要使用电梯。

如果是在搭乘电梯时遇到地震，要立刻将各楼层的按钮全部按下，如若电梯能及时停下，则迅速离开电梯，否则就要通过电梯中的专用电话与管理室联系并求助。

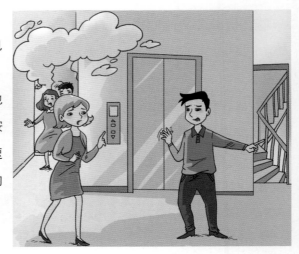

地震离我们遥远吗

地球是有生命的，它一直在运动着，全球每年发生地震约550万次，可是其中大多数的地震我们并没有感受到。所以说，地震就像刮风下雨，离我们的生活并不远，只有正确认识它，并具备防灾减灾意识，才能在大地震发生时，保护自我、减少损伤。

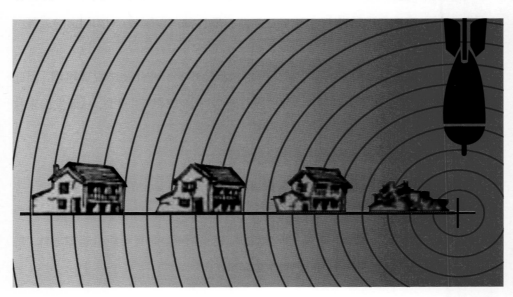

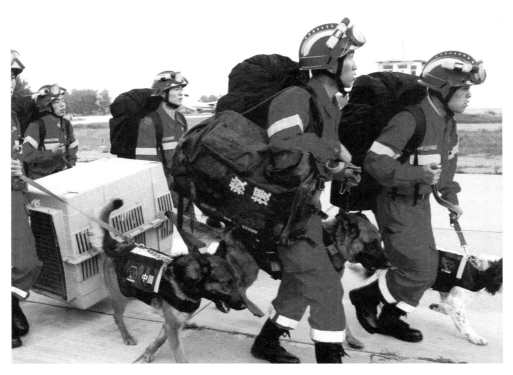

地震的强度与发生频率

里氏震级	地震烈度	发生频率（约）（次/天）	体感及破坏程度
<2.0	极微	8000	很小，没感觉
2.0~2.9	甚微	1000	人一般没感觉，设备可以记录
3.0~3.9	微小	49000	经常有感觉，但是很少会造成损失
4.0~4.9	弱	6200	室内东西摇晃出声，不太可能有大量损失；当地震强度超过4.5时，已足够让全球的地震仪监测到
5.0~5.9	中	800	可在小区域内对设计、建造不佳的建筑物造成大量破坏，但对设计、建造优良的建筑物则只会有少量损害
6.0~6.9	强	120	可摧毁方圆160千米区域内的建筑物
7.0~7.9	甚强	18	可摧毁方圆160千米至几百千米区域内的建筑物
8.0~8.9	极强	1	可摧毁方圆数百千米以上区域的建筑物
>9.0	超强	1次/20年	破坏程度最高

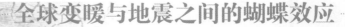

全球变暖与地震之间的蝴蝶效应

提到这个话题会使人联想到著名的蝴蝶效应，即"一只南美洲亚马孙河流域热带雨林中的蝴蝶，偶尔扇动几下翅膀，可以在2周以后引起美国得克萨斯州的一场龙卷风"，其实很多看似无关的现象之中也有关联。

当南北极地区及高山的冰雪为固体形态时，它们会跟随地球自转而形成一定的离心力，这一份离心力会抵消冰雪本身的部分重量。当气候暖化造成那些冰雪融化变成液态后，便会失去了离心力。这样地壳承受的额外负重会跟随不断的融雪而不断加强。地壳受到水的重量挤压，使地应力急速增长而造成地震。

地震能传递给我们什么信息

地震可以在地球内部引起地震波，通过观察地震波在地球内部的传导，人们可以了解和推断出地球内部的结构和构造。对地震波的研究最早的结论之一是地球内部是液态的。如今科学家的认识是，深度的不同其状态也是不同的，地核又可以分为固态的内核和液态的外核，这都是由地震学的研究得来的。

人工爆破所产生的地震波，让人们可以研究地下数千米深的地质构造。观察陨石坠入无人海域的过程和核爆炸，可以探测地底下的石油贮藏、岩石结构、盐矿分布、地层结构和被埋没的陨石坑等。然而人工爆破主要用于浅层的地质勘探，通过反复演算得出地震波传递的速度，分析后可得到地下可能藏有的物质分布和地质结构。

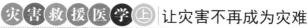

怎么预知地震灾害即将来临

地震预报

中国古代的张衡发明了地动仪，并于公元134年12月13日记录到陇西大地震，可惜的是这也只是对地震发生后的一种记录仪器，并没有对地震做出任何预测。长期以来，为了减小地震灾害的损失，人类一直尝试着对地震做出预报。然而由于地球内部活动的复杂性以及人类对此缺乏有效监测手段和预报模型，一直到现在，地震预报技术仍不完善，成功的例子很少，地震预报始终是当今世界科学的一大难题。

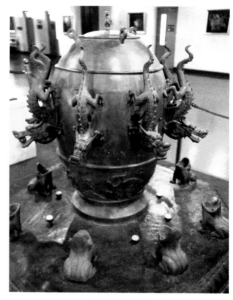

候风地动仪

中国首次成功预报的地震是1975年2月4日发生在中国辽宁海城的里氏7.3级地震。中国的地震部门在震前数小时正式发布了临震预报，当地政府及时采取防护措施，疏散了大量居民，这次成功的预报避免了数万人的伤亡。

1976年7月28日凌晨，中国河北唐山发生了大地震，震前存在着不同预报意见，并且没有形成官方预报，只有邻近的青龙县在其范围内发布了预报，使全县47万人免受这次地震的影响，死亡比例远远低于受此次地震影响的其他地区。

目前全球范围内已经建立了比较全面的地震监测台网，科学家们还通过超深钻井等手段获取更多的地球内部信息。但是人类地震预报的水平还仅限于通过历史地震活动的研究，对地震活动作出粗略的中长期预报。在短期和临震预报方面主要还是依靠传统的地震前兆观测和监测。

地震前兆

虽然目前仍无法准确预测地震发生的时间，但通常地震发生之前都会有一些自然现象，特别是较大的地震发生之前一般都会出现各类异常现象。这些现象分为宏观前兆和微观前兆。宏观前兆是指可以通过人的感觉器官直接觉察到的前兆，如动植物、地下水等的异常以及地光、地鸣等。微观前兆是指不能通过人的感觉器官直接觉察，而需要用专业仪器才能测出，例如地形变、地磁场、重力场、地温梯度、地应力的异常等。对地震前兆的观察和监测是地震短期预报的重要手段。

医学救援

我国有哪些地震灾害医学救援队

国家地震灾害紧急救援队成立于2001年4月27日，主要由有关部队、部分地震技术专家、急救医疗专家和警犬搜索专家（70~80人）组成，总人数为230人左右。设总队长1名、副总队长3名，下设3个支队。每个支队均可独立完成救援任务，由指挥部、搜索、救助、技术支持和急救医疗5个部分组成，约75人。

中国地震灾害救援队有：黑龙江省地震灾害紧急救援队、辽宁省地震灾害紧急救援队、天津市地震灾害紧急救援队、新疆维吾尔自治区地震灾害紧急救援队、四川省地震灾害紧急救援队、云南省地震灾害紧急救援队、甘肃省地震灾害紧急救援队。

我国其他灾害的救援力量还有矿山救护队和消防救援。各级、各地的消防救援力量大概有五种：公安消防队伍、企事业专职消防队、地方民办消防队、义务消防团队、志愿者消防队。

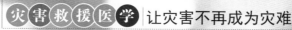

地震灾害后，导致伤员死亡、残疾的主要原因

地震后伤员主要的死亡、致残原因是挤压综合征。

（1）肌肉缺血坏死：挤压综合征的肌肉病理变化与筋膜间室综合征相似，患部组织受到较长时间的压迫，解除外界压力后，局部血液循环在短时间内得以恢复，但是肌肉因缺血而产生类组织胺物质使毛细血管扩张，通透性增加，肌肉发生缺血性水肿，体积增大，肌内压上升，肌肉组织的局部循环发生障碍，形成缺血－水肿恶性循环。处在这样一个压力不断升高的骨筋膜间室内的肌肉与神经，最终将发展为缺血性坏死。

（2）肾功能障碍：随着肌肉的坏死，肌红蛋白、钾、磷、镁离子及酸性产物等有害物质大量释放，在伤肢解除外部压力后，通过已恢复的血液循环进入体内，从而加重了创伤后机体的全身反应，造成肾脏的损害。肾缺血和组织破坏所产生的对肾脏有害的物质，是导致肾功能障碍的主要原因，其中肾缺血是最主要原因，尽管发生肌红蛋白血症，如果没有肾缺血这个原因，也不一定会导致急性肾功能衰竭。肾缺血可能由于血容量减少，但主要因素是创伤后全身应激状态下的反射性血管痉挛，肾小球过滤率下降，肾间质发生水肿，肾小管功能也因此而恶化。由于体液与尿液酸度增加，肌红蛋白更容易在肾小管内沉积，造成阻塞并产生毒性作用，造成尿少甚至尿闭，促使急性肾衰竭的发生和发展。

医学救援
自然灾害

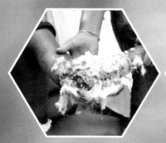
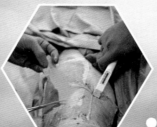

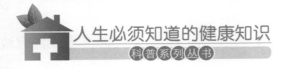
医学救援的主要措施和方法

1. 救援基地的选择

应尽量选择平坦开阔、地质稳固的区域建立基地，并注意以下几点：

（1）避开山脚、陡崖、滑坡危险区，防止滚石和滑坡。

（2）避开河滩、低洼处，防止洪水和泥石流侵袭。

（3）避开危楼，防止余震引起的二次垮塌。

（4）避开高压线，防止电击。

2. 搜救行动应该持续

震后搜救到了一定程度，需要有选择性地一点一点清理废墟。

由于余震和受损建筑物具有不稳定性，因此使得这项工作变得非常危险，要加倍小心。需要注意的是，在清理废墟的同时还要继续进行搜寻工作，随时准备抢救之前未发现的幸存者。因此，搜救工作需要持续，直到所有受损建筑物检查完毕，废墟清理工作全部完成，以及寻找幸存者的希望完全消失，搜救工作才应宣布结束。

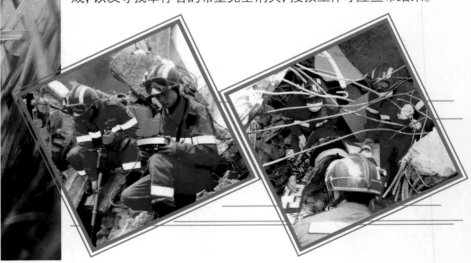

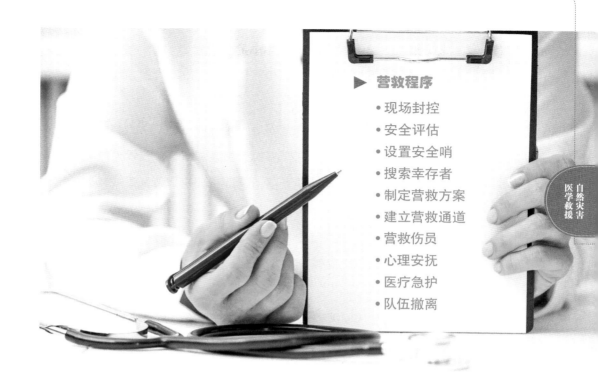

▶ 营救程序

- 现场封控
- 安全评估
- 设置安全哨
- 搜索幸存者
- 制定营救方案
- 建立营救通道
- 营救伤员
- 心理安抚
- 医疗急护
- 队伍撤离

自然灾害
医学救援

3. 医学救援的营救程序

（1）现场封控：疏散围观的群众，避免盲目救助，如果遇到亲属情绪过于激动的情况，可从中选出较有号召力的人担任志愿者，协助维护现场秩序。

（2）安全评估：由结构工程师或安全员对废墟倒塌情况进行评估，明确可能引起二次倒塌的危险地段，并根据情况进行必要的支撑加固。

（3）设置安全哨：安全员应设在能够通视全局，离队长位置较近的高处，随时向队长报告险情，紧急情况下可直接发出警报指令。安全员的主要任务是：

1）监视破拆过程中建筑物的稳定性，一旦有坍塌危险，及时发出中止和撤离指令。

2）监视周边环境，发现建筑物倒塌、滑坡、滚石，及时发出中止和撤离指令。

3）接到余震警报，及时发出中止和撤离指令。

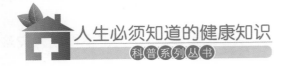
（4）搜索幸存者。

1）人工搜索：通过人工搜索（主要采取喊、敲、听方法）、犬搜索和仪器搜索确认是否存在幸存人员及其准确位置。

2）呼叫搜索：由4名以上人员围绕搜索区等间距排列。间隔8~16米，半径5米左右。搜索区及其邻近区域全部工作应该停下来，需要保持安静。搜索人员顺时针同步向前走动，并大声呼叫，必要时利用扩音器，也可连续5次敲打瓦砾或邻近建筑物构件。呼叫后，保持安静，仔细捕捉幸存者响应的声音，并辨别声音方向，若不止1名搜索人员听到回应，可由3名人员判定的方向交汇确定位置。该方法的优点：所需人员少、操作简单、配合监听设备，将声音扩大。缺点：对无知觉或埋压较深人员搜索效果不好。

3）空间搜索：分为多个房间搜索、大开阔区域线型搜索、网格搜索。

①多个房间搜索：进入建筑，右侧贴墙向前搜索，逐个房间搜索。直到所有房间或空间搜索完毕。如果忘记或迷失方向，只需向后转，左侧靠墙即可返回原位置。可结合绳索救援及相关搜索器材使用。

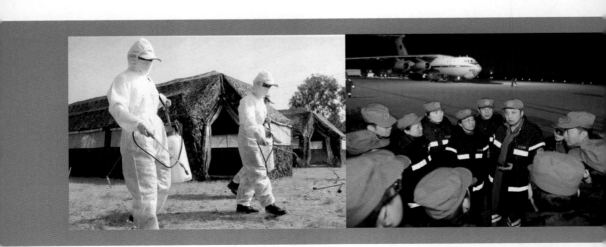

②大开阔区域线形搜索：搜索人员面对开阔区一字排开，间距3~4米，从开阔区一边平行搜索至另一边，往返几次，以确保不遗漏被埋压的受困者。

③网格搜索：该方法需要较多的人员，将倒塌区域分成若干个网格区域，搜索人员5~6人一组分配一个网格进行搜索。

4）仪器搜索：借助一些先进的仪器帮助搜索。现在国家地震救援队引进了声波振动生命探测仪，能识别被困者发出的声音。

（5）制定营救方案：根据幸存人员所在方位和被压埋情况，研究制定营救方案。营救方案不能破坏原有的支撑关系。同时，须制定撤离方案，遇到险情应及时撤出。

（6）建立营救通道。

1）尽量利用废墟内现有空间建立通道。

2）遇到障碍时，利用设备采取破拆、顶升、凿破方式开辟通道。

3）在清理通道过程中要进行支撑和加固。

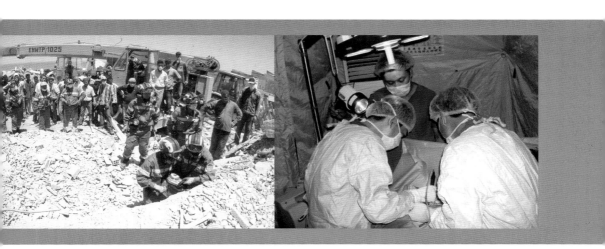

（7）营救伤员：从通道中营救运出伤员，尽量采用竖井担架，保护伤者脊椎，禁止生拉硬拽造成二次伤害。

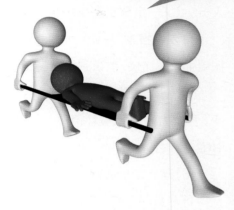

选择正确的搬运方式可防止二次伤害

> **救助常识**
>
> 发现生命先送水，未能送水快补液；
>
> 清理口鼻头偏侧，呼吸通畅是原则；
>
> 臀部肩膀往外拖，不可硬拽伤关节；
>
> 伤口出血靠压迫，夹板木棍定骨折；
>
> 颈腰损伤勿扭曲，硬板移送多人托。

（8）心理安抚：在营救过程中，要与被困人员进行沟通，了解伤情和被埋压情况，有针对地开展心理安抚。

（9）医疗急护：注意对伤员眼睛的保护，戴上眼罩，防止强光伤害。除开展常规护理外，应及时送专业治疗点。

（10）队伍撤离：在完成救援任务撤离时，应在救援现场标志营救情况，为其他救援队伍提供提示。

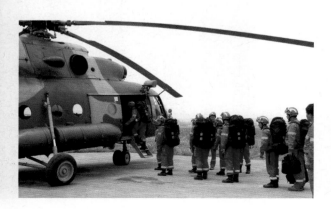

4. 其他注意事项

（1）听从抗震救灾指挥部的统一指挥。

（2）加强与周边救援队伍协调，互相支持。

（3）队伍要配备药品，防止脱水、日晒、感染。

（4）注意队员的体力，轮流作业。

（5）队伍要配备后勤保障人员。

5. 地震灾害医学救援人员的个人防护措施和安全须知

医疗救护人员在进入灾区后，要注意余震、地震水灾、传染病等地震的次生灾害或衍生灾害，并合理选择往返震区的路径，正确选择搭建急救帐篷的位置，同时在救灾中应注意自身健康防护。

地震救援安全要求如下：

（1）全体队员必须树立"安全第一"的意识，救援队长是第一安全责任人。

（2）树立安全员权威，队员必须听从安全员指挥。

（3）救援队员需配备头盔、口罩、手套、靴子等个人防护装备。

（4）必须对救援现场进行安全评估，明确救援行动方案后才能进入。

（5）遇到危险及时撤离，重新评估后才能进入。

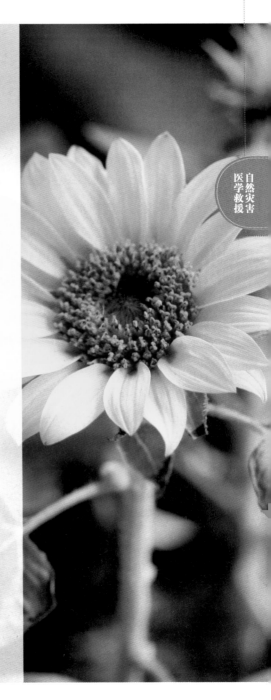

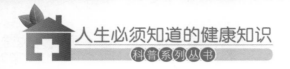
避险和自救

防患于未然，我们能做什么

（1）常备防灾意识：普及地震应急知识，配备必要的地震应急物资，明确地震避险场所。

（2）规范地震演练：定期组织人员密集场所如学校、商场等，常规进行地震演练，普及公众遇到地震时的逃生技能。

（3）地震频发区应普及家庭防灾。

1）个人防灾准备：应准备防震袋，备好必需的生活用品，如手电筒、口哨、调频收音机、药品、洗漱用品、食品、水壶、糖、盐、打火机、小刀、绳索、手套等。家庭成员的衣袋里最好装上一个小小的急救卡片，注明姓名、地址、工作单位、电话号码、本人血型、联系人姓名等内容，便于他人营救时参考。

2）家庭防震准备：在已发布地震预报地区的居民需做好家庭防震准备，检查并及时消除家里不利防震的隐患。震前尚需准备一些简单的营救工具，如撬棍、锤子、斧头、小钢锯等，并放在易取得的地方。室内家具布设要合理，大件家具摆在墙

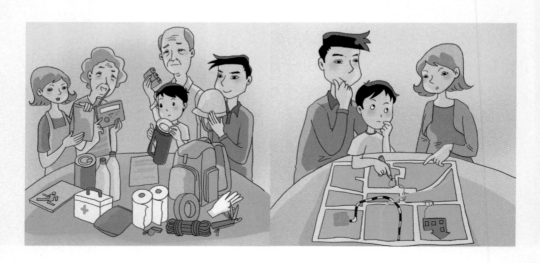

体薄弱处，桌下、床下不放杂物，床铺最好在离门近处摆放。

3）家庭防震演练：定期进行家庭防震演练，在演练时可以模拟地震情况，明确家庭成员震时的职责和任务。确定好疏散路线和避难地点，并定出最快捷、最安全的途径，按照此途径进行紧急撤离与疏散练习，避免地震发生时因慌乱、无序增加伤亡。

4）家庭自救练习：家庭成员掌握基本的急救知识和技术不仅可以自救，而且在关键时候能帮助他人进行互救。最基本的急救包括心肺复苏、包扎、止血、固定与搬运。

地震时怎样自我保护

首先要选择合适的避震空间。室内较安全的避震空间有：承重墙墙根、墙角；有水管和暖气管道等处。做好自我保护。发生地震时保持镇静，选择好躲避处后应蹲下或坐下，脸朝下，额头枕在两臂上；或抓住桌腿等身边牢固的物体，以免震时摔倒或因身体失控移位而受伤；尽可能地保护头颈部，保护眼睛，低头、闭眼，以防异物伤害；保护口、鼻，如有湿毛巾可捂住口、鼻，以防灰土、毒气。

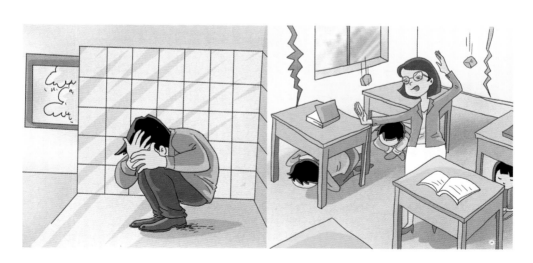

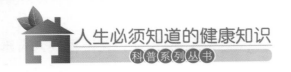

地震发生后，自救最重要。自救是地震发生后最先开始的基本救助方式，震时被压埋的人员绝大多数是靠自救和互救而存活的。在抢救生命的过程中，时间就是生命，耽误的时间越短，人们生存的希望就越大。因此应当做到不等、不靠，尽早尽快地开展自救互救。

常见的地震伤害有哪些

破坏性地震通过直接或间接的方式诱发而产生的灾难会对人产生不同程度的伤害，主要有：

（1）机械性外伤：是人们被倒塌体及各种设备直接砸击、挤压下而造成的损伤，一般占地震伤员的95%~98%，受伤部位有头面部伤、骨折，其中颅脑伤的早期死亡率很高，骨折发病率占全部损伤的55%~64%，软组织伤占12%~32%，其余为内脏等其他组织的损伤。地震伤害死亡的原因主要为创伤性休克。

（2）埋压窒息伤：指人们在地震中不幸被埋压身体或口鼻，从而发生窒息。地震引起的地质灾害（崩塌、滑坡、泥石流）可以将整个人体埋在土壤之中，表面虽然没有外伤，但可能窒息死亡。

（3）完全性饥饿：指因地震长时间被困于废墟隙中缺乏水和食物所致。恶劣的被埋环境造成人体代谢紊乱、抵抗力下降、濒于死亡，被救后神志不清，全身衰竭，此时需要有专门救护的技术，否则往往在搬动时就会死亡。

（4）精神障碍：常常由强烈地震和关乎生死的精神刺激等因素造成。常见的症状是疲劳、淡漠、失眠、迟钝、易怒、焦虑、不安等。

灾难发生后，人的心理反应：灾难性事件会对人的心理带来很多严重的影响，使人恐慌、焦虑、不安，沉浸在失去亲人的无尽悲痛和哀思中，生活信念和人生价值观会产生变化。经历灾难性事件后，人脑会形成警觉反应，当我们再次遇到类似灾难经历时，会想方设法远远地躲开此类危险或者任何能让我们想起它来的东西，避免再次受到伤害。这些反应对我们的生存是有很大意义的，但是当这种反应失控时，就会发生创伤性心理应激障碍，对我们的心理健康和日常生活带来不好的影响。

医学救援 自然灾害

面对灾难如何积极地用行动进行自我心理调适

（1）理解在经历严重灾害后出现的心理应激是正常的。

（2）保持灾难发生前的生活规律。

（3）积极主动地去解决生活中的困难，减少给自己增加额外的心理负担。

（4）不要逃避能唤起对灾难回忆的情景、人和场合。

（5）找到能让自己放松的办法，放松自己，善待自己。

（6）可以从家人、朋友和同事那里寻求帮助，交流自己的经历和体验。

（7）参加一些休闲娱乐活动，放松心情。

（8）认识到你是不可能控制所有的情况的。

（9）如果感觉需要专业的帮助，及时联系心理卫生专业机构。

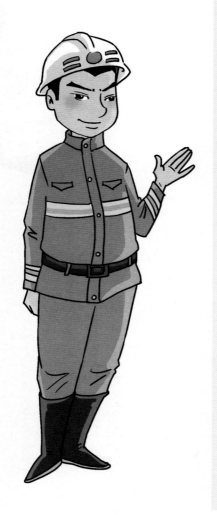

地震受困了应该怎么办

地震时的强烈震动造成房屋和楼房的倒塌，极易把人埋压在震后的废墟之下，所以此时保持镇静是十分必要的，要树立信心，并学会保护自己，维持生命，耐心等待救援。

如果只是被困，身上轻伤或无伤，那要做的就是保持体力，想方设法发出明显的求救信号。比如吹口哨，夜间打手电筒或用石块敲打发出声音等。为了保持体力，可以间断地发出呼救。千万要避免哭喊、急躁和盲目行动，尽可能控制自己的情绪或闭目休息，等待救援人员到来。

另外，大地震后，常常还有多次余震发生，因此要尽量改善自己所处的环境。首先要保护呼吸畅通，挪开头部、胸部的杂物，闻到煤气、毒气时，用湿衣服等物捂住口、鼻；避开身体上方不结实的倒塌物和其他容易引起掉落的物体；扩大和稳定生存空间，用砖块、木棍等支撑破碎的建筑，以防余震发生，防止环境进一步恶化。

如果被埋在废墟下的时间较长，救援人员还未到达，或者没有听到呼救信号，就要想方设法维持自己的生命，防震包中的水和食品一定要节约使用，尽量寻找食品和饮用水，紧急情况时自己的尿液也能起到解渴作用。汶川地震救援时，中国国际救援队救出的49名幸存者的受困时长跨度很大，从15.48小时至164.23小时不等，可见维持生命等待救援，必须掌握自救的技能。

如果已经受伤，要想办法包扎止血，防止失血过多。

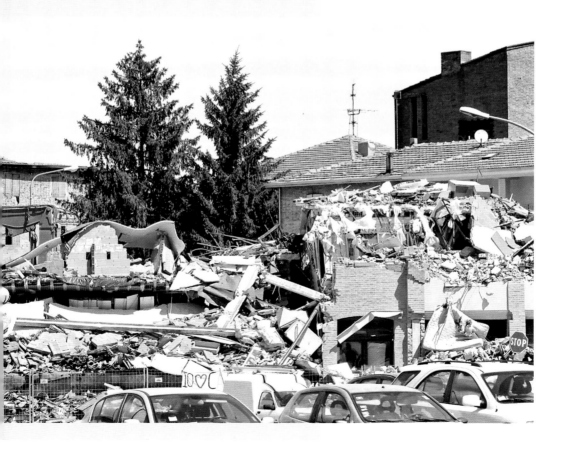

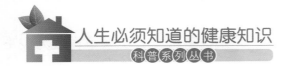

怎样帮助被困的人

当你逃脱了地震危害，如有能力，应该去帮助那些有需要的受困者。根据统计，地震救援相当部分是灾区群众的自救互救。需要谨记的是，在救助别人时一定要保护自己，防止余震、防止废墟的二次坍塌。

发现受困者后，首先是求救，接下来是组织更多的人一起救人。发现伤员后马上暴露其头部，清除口鼻内的尘土，尽量暴露胸腹部。施救过程中不能盲目地搬动，应设法暴露全身，查明伤情，对症进行止血、包扎、固定等急救措施。如果受困者的肢体被重物压住了，不能盲目把重物搬走。如果压的时间短，在1小时内，尽快把重物搬走；如果肢体压的面积大，且长于1小时，观察受压肢体末端发黑，应让伤员喝大量水，之后再尽快移除压在肢体上的重物，以防止危及生命的挤压综合征的发生。如果暂时无法把受困者救出，应给予食物、水和毛毯，轮流守护，解除他心里的恐惧、害怕，并尽快通知附近的专业救援队。

在挖掘接近伤员时，应尽量用手挖刨，防止工具误伤。如果伤员双下肢麻木、不能活动，则怀疑伤员可能有脊柱方面的骨折，搬动时要格外小心。

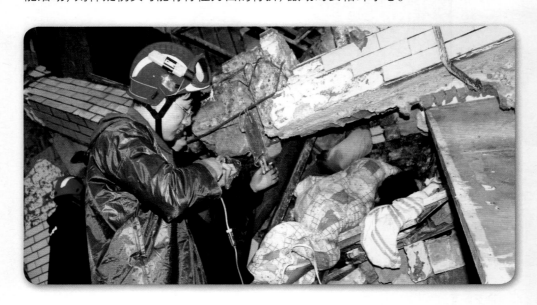

危险的逃生方式，这样做不但无法逃生，反而会送命

（1）学校避震：正在上课时，到处乱跑，不听从指挥；在操场或室外站在高大建筑物或危险物下；跑回到教室去；慌乱中跳楼逃生；站在窗外或阳台上。

（2）公共场所避震：慌乱，拥向出口，跟随人流到墙壁或栅栏处；在影剧院、体育馆等处，站在吊灯、电扇等悬挂物下；在商场、书店、展览、地铁等处，站在玻璃门窗、玻璃橱窗或柜台附近；站在高大不稳或摆放重物、易碎品的货架旁；站在广告牌、吊灯等高耸或悬挂物下。

（3）户外避震：乱跑；随便返回室内；站在高大建筑物或构筑物、楼房、特别是有玻璃幕墙的建筑、过街桥、立交桥下，高烟囱、水塔下。站在危险物如变压器、电线杆、路灯旁。站在高耸或悬挂物如广告牌、吊车下。跑向其他危险场所：狭窄的街道；危旧房屋，危墙下；高门脸、雨篷下；砖瓦、木料等物的堆放处。

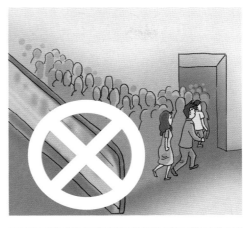

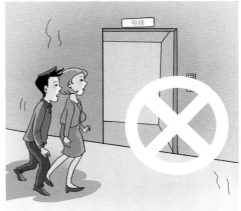

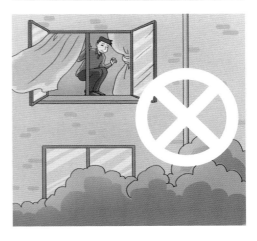

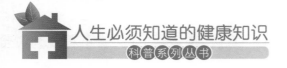
日常防灾减灾措施

平时应该准备哪些应急自救物品

一旦发生地震灾情，政府肯定会救助的，但作为家庭和个人，也要具备一定的自救和抗灾能力。为做好突发灾害的应急准备，地震多发地区居民应提前购买一些必要的物资：

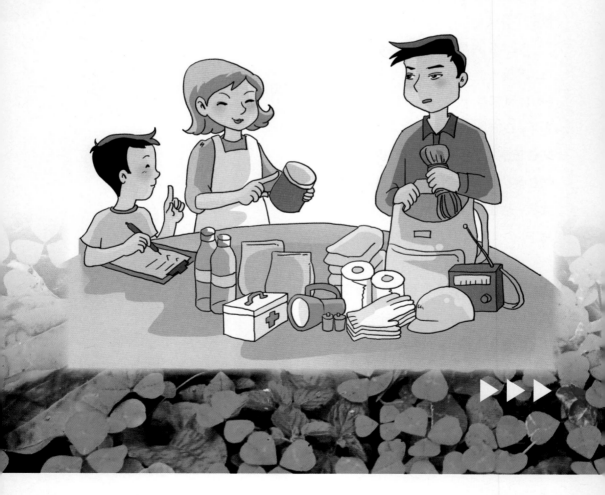

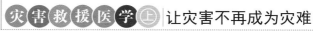

（1）手电筒和充足的电池，地震后断电是必然的。

（2）饮用水，至少准备1周左右的饮用水。

（3）医用纱布和止血带，以备万一。

（4）铁皮罐头，不知道什么时候救援物资才会到，这个时候铁皮罐头是最好的抗灾物资。

（5）饼干，至少准备1周所需。

（6）消炎药和痢疾药，灾后最常见的急性传染疾病就是痢疾。

（7）雨具和保暖服装，虽然是夏天，但地震后通常天气会有很大的变化，大震大多伴随着暴雨。

（8）准备1双鞋塞到包里，要知道通常深夜地震时90%以上的人都是光着脚跑出来的。

（9）简单工具裁纸刀、老虎钳、改锥、扳手，各准备1把，以备逃跑时不时之需，跑出去了应对露天生活时也很有用处。

（10）时刻充满电的手机电池和备用电池。灾区通信一般是第一时间优先抢修恢复的，省着用，每半小时开一次机检查，有信号了立刻告知家人和朋友报个平安，最好约定整点通信，其他时间关机。

有摩托车头盔或建筑头盔的也和大包放在一起，这样生存的概率又大了至少三成。

需要注意的是，上述物资千万不要搞一个巨大无比的包裹，会严重影响逃生时的速度，一定要分开来，按照家里大人数量分成2~3个小包，灾情发生后逃离时一人一个，抓起来出门就走。

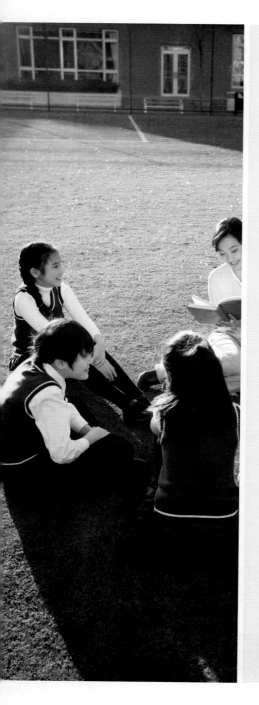

如何获得相关的知识教育

地震是一种自然现象。科学证明，地震的发生是极其频繁的，全球每年约发生50万次。大地震破坏力极强，对整个社会有着很大的影响。所以，有关地震方面的教育是非常必要的，我们可以通过新闻、杂志、各种书籍来学习这方面的知识，但是幼儿年龄小，知识面窄，判断力、防御能力差，更应该具备这方面的知识。所以，这就需要教师的帮助，为幼儿普及地震知识教育。

注重儿童防灾、减灾技能的培养

在我国中小学开展防灾减灾教育十分必要，要加强中小学防灾减灾教育，依法科学做好中小学防灾减灾教育。一个具备抵御灾害风险知识和相应技能的教师和学生，在灾害来临时的生存概率会大大提高，并将对其他民众发挥无法估量的作用。应高度重视儿童的安全培训工作，科学地制定培训计划。

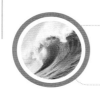

海啸

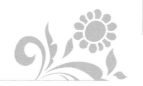

背景知识

典型案例链接

印度洋海啸，即南亚海啸，发生在2004年12月26日。地震发生的范围主要位于印度洋板块与亚欧板块的交界处，地处安达曼海，震中位于印尼苏门答腊以北的海底。当地地震局测量震级为里氏6.8级，美国、中国大陆及中国香港测量到的强度则为里氏8.5级至8.7级。随后中国香港天文台和美国全国地震情报中心分别修正强度为8.9级和9.0级，最后确定震级达到里氏9.3级。

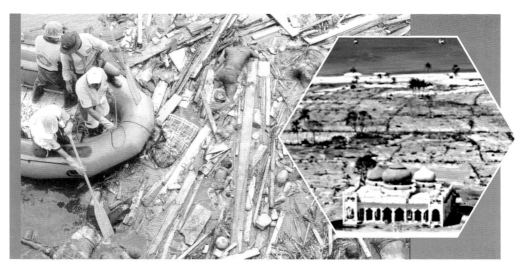

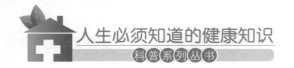
此次地震是1960年智利大地震以及1964年耶稣受难日地震后最强的地震，同时也是1900年以来规模第二大的地震，引发海啸高达10余米，波及范围较大（直至波斯湾的阿曼、非洲东岸索马里及毛里求斯、留尼汪等地），造成巨大人员伤亡及财产损失。据统计数据显示，截至2005年1月20日，海啸、地震已经造成22.6万人死亡，这可能是近200多年来死伤最惨重的海啸灾难，造成的经济损失超过100亿欧元。同时，根据亚洲各国政府对这次海啸对经济造成的打击及影响的评估来看，受到海啸袭击的斯里兰卡、泰国、印度和印度尼西亚等10个国家的经济增长放慢。

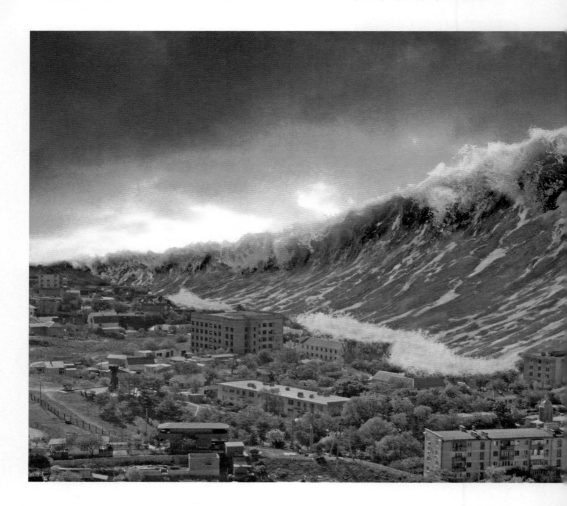

什么是海啸

　　海啸是由海底地震、火山爆发、海底滑坡或气象变化产生的破坏性海浪，其波速高达每小时700~800千米，在几小时内就能横过大洋。海啸的波长、波高可由所处海岸的深浅地带而改变。海啸主要受海底地形、海岸线几何形状及波浪特性的控制，呼啸的海浪水墙每隔数分钟或数十分钟就重复一次，摧毁堤岸，淹没陆地，夺走生命财产，破坏力极大。

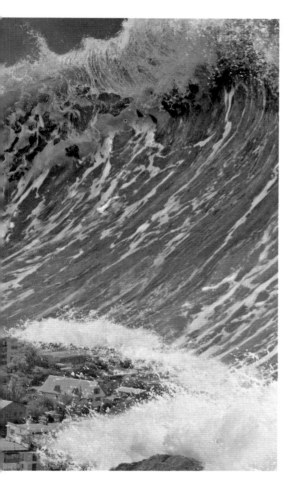

引发海啸灾害的原因

　　海啸是一种灾难性的海浪，通常由震源在海下50千米以内、里氏震级6.5级以上的海底地震引起。水下或沿岸山崩或火山爆发也可能引起海啸。每震动一次，震荡波在海面上以不断扩大的圆圈，传播到很远的距离，似卵石掉进浅池里产生的波一样。海啸波长比海洋的最大深度还要大，轨道运动在海底附近也不会受多大阻滞，无论海洋深度如何，波都可以传播过去，波长可达几百千米到几千千米，而能量损失很小。

自然灾害
医学救援

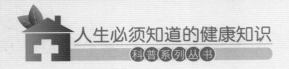

目前对海啸的认识误区

海啸是由海底强烈地震引起的这一成因，已经成为人们的共识。就是说海啸携带的巨大能量是地震释放的能量带来的。但是，以往人们认为海啸携带的能量主要来源于由地震造成的海底地貌的强烈变化的机械能，而引起海水的剧烈扰动，形成了海啸波后传播出去。诚然，由地震引起的海底地貌变动很剧烈，有时能使面积达数千平方千米的断层带附近地壳升降好几米，但其释放出来的能量还是不够，且这种机械激荡在传播途中易受海流、海潮等因素影响而迅速衰减，不可能在传播数千千米后仍威力无比。

最近对海啸的研究表明：在海啸携带的能量中，大部分能量来自电磁能，就是在地震发生中形成的等离子体爆炸。震中的电场和磁场发生异常变化，积集了巨量等离子体后发生复合放能，并在极短时间内快速剧烈复合，从而形成爆炸性复合。海水中含有大量离子的水介质，等离子体的爆炸会使更多的粒子电离，从而形成新的爆炸，故海啸波能形成多个批次的袭击。而来源于机械震荡的部分很小，据此可以解释为什么某些海底地震能引发海啸，而有些地震震级很高，却没有引起海啸。

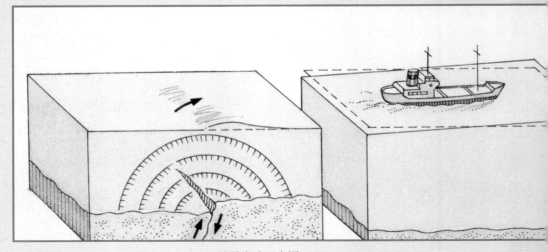

地震海啸示意图

就是说震中的电磁场异常，但未达到一
定程度，没有引起等离子体爆炸性复合，
单单只是机械能释放，无法引起海啸。
另外，海啸所引起灾害的程度轻重，除了
与受害地区沿海地形构造有关外，还与
沿岸海水中等离子体的密度有关。海域
内等离子体越密集，那么海水电磁敏感
度就越高，遭受的损害也就越大。譬如
在历次太平洋海啸中，日本遭受的损失
一般较大，而我国东南沿海则很少遭受
重大损失。除了跟我国沿海有大面积的
浅层大陆架有关外，和海水中等离子体
的分布也有很大关联。人类在这方面仍
有大量的研究工作要做。

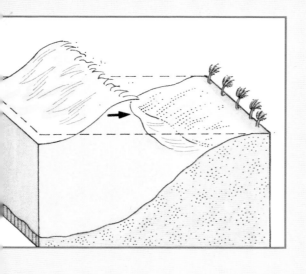

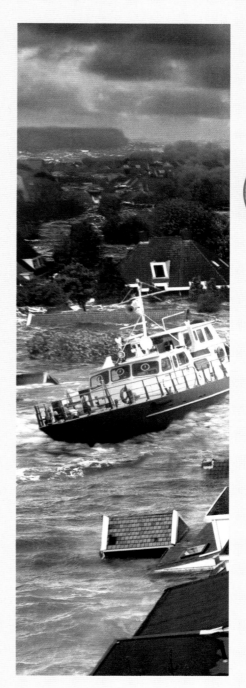

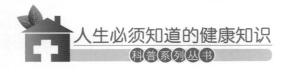

海啸灾害离我们遥远吗

发生海啸需具备三个必要条件：水深大于5000米的深海水域、震级达到7级以上以及较开阔并逐渐变浅的海底地形。三个条件缺一个都不会产生海啸。据相关资料介绍，全球地震活动带主要集中在环太平洋地震带和地中海到中亚地震带。环太平洋地震带，主要是环绕着太平洋周边地区，此地震带是地球上地震活动最强的地区。由于地质构造强烈，地表高低悬殊，全球约80%的地震都在此发生，且经常发生破坏性特大地震。

远洋海域发生的地震海啸会不会波及中国并造成灾害性破坏呢？中国海区地处太平洋西部，濒临西北太平洋地震带。以2004年印度洋海啸为例，遭受海啸侵袭的所有国家，周围均是无岛屿阻隔的开阔海域。海啸的震中在苏门答腊岛以北的海底，海啸向外扩散，波及泰国、印度甚至斯里兰卡和阿曼等国家，并且这些国家周边都没有岛屿相隔。海啸灾害性的发生需具备开阔并且逐渐变浅的海岸条件，而中国外海有一系列的岛弧链，由北向南有堪察加半岛、千岛群岛、日本列岛、琉球群岛，直到菲律宾，这一系列的天然岛弧屏蔽了中国的大部分海岸线。另外，中国的沿海大陆架较为平坦、延伸较远，因此，远洋海啸不会对中国产生灾害和影响。据史料记载，中国只发生过10次地震海啸，平均200年左右才出现1次。

1969–1978年中国发生的4次大地震（渤海、广东阳江、辽宁海城、河北唐山）结果来看，虽地震震级均在6级以上，但均未引发地震海啸。况且并不是所有的海底地震都能引发海啸，研究显示，只有1/5~1/10的海底地震才能引发海啸。故总的来说，中国近海发生海啸的可能性是很小的，几乎不可能。

怎样预知海啸灾害的来临

地震波比海啸波的传播速度快，使海啸预警成为可能。地震纵波即P波的传播速度为6~7千米/秒，传播速度要比海啸快20~30倍。故在远处，地震波要比海啸早到达数十分钟乃至数小时，具体数值取决于震中距和地震波与海啸的传播速度。举例说明，当震中距为1000千米时，地震纵波大约2.5分钟可到达，而海啸则要走1个多小时。1960年由智利特大地震激发的特大海啸22小时后才到达日本海岸。如能利用地震波传播速度与海啸传播速度的差别造成的时间差分析地震波资料，快速地、准确地测定出地震参数，并与预先布设在可能产生海啸的海域中的压强计、布设在海面上的压强计及安置在海底的压强计的记录相配合，就可能做出该地震是否激发了海啸、海啸的规模有多大的判断。然后，根据实测水深图、海底地形图及可能遭受海啸袭击的海岸地区的地形地貌特征等相关资料，模拟计算海啸到达海岸的时间及强度，运用诸如卫星、遥感、干涉卫星孔径雷达等空间技术监测海啸在海域中传播的进程，采用现代信息技术将海啸预警信息及时传送给可能遭受海啸袭击的沿海地区的居民，并在可能遭受海啸袭击的区域开展海啸灾害的应对训练和演习以及宣传、教育、普及预防和减轻海啸灾害的科技知识。由此有可能在海啸袭击时，拯救成千上万的生命和财产损失。

　　海啸预警无论是在理论上还是实际上均是可行的。1946年，海啸给夏威夷的曦嵝市（Hilo）造成了严重的人员伤亡和财产损失。1948年太平洋海啸预警中心在夏威夷建立，从而有效避免了海啸可能造成的损失。倘若印度洋沿岸各国在2004年印度洋特大海啸之前，能与太平洋沿岸国家一样建立起海啸预警系统，那么苏门答腊–安达曼特大地震引起的印度洋特大海啸，决不致造成如此巨大的人员伤亡和财产损失。综上所述，海啸预警对于"远洋海啸"比较有效。相反，对于"近海海啸"（亦称"本地海啸"）即激发海啸的海底地震离海岸很近，例如海啸只有几十至数百千米的，由于地震波与海啸传播速度的差别造成的时间差只有几分钟至几十分钟，因此早期预警较难以奏效。地震能引发海啸，建立完善的预警系统，且预警信息由地震监测系统提供是十分重要的。在全球地震多发地带如太平洋沿岸、印度洋沿岸均应有完善的地震监测网络。

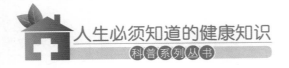

医学救援

灾害医学救援队在海啸发生后如何响应

1. 各国增援

印度洋海啸发生后,发达国家纷纷向受灾国提供经济援助。德国率先提议延缓甚至减免受灾国的债务,主张欧盟成员国同受灾国建立持久的伙伴关系,帮助它们重建,并得到了法、英、意其他国家的支持。法国提议建立人道主义快速反应部队,能够在全球多个地区执行任务,并且人员具体化,主张建立"欧洲紧急救援部队"。

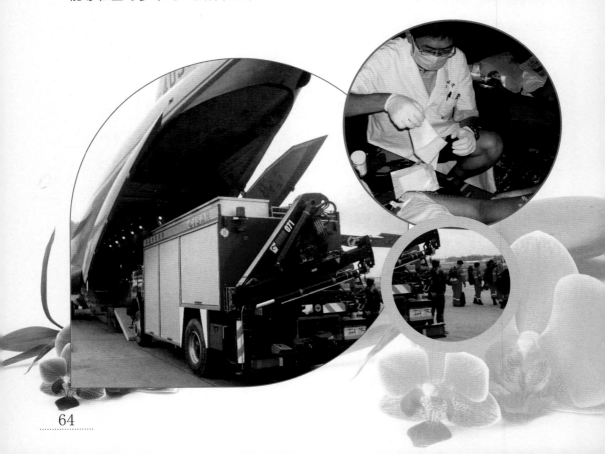

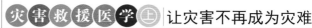

2. 中国增援

中国是对灾难的关注方面反应最迅速的国家之一。当印度洋海啸灾难一传出，我国领导人立即向受灾国领导人致电慰问，深表同情。与此同时，中国国家及各社会团体纷纷发起救灾募捐动员。2004年12月31日，由中国地震局副局长率领的中国国际救援队伍35人抵达印度尼西亚北苏门答腊省棉兰机场进行救灾，成为第一个赴印度尼西亚的国际救援队。2004年12月31日，100人的10支卫生救援队第一队从上海出发；随后在31日下午，广东省卫生厅派出第二救援队奔赴泰国。

海啸灾害导致伤病的主要方式

1. 早期以外伤、感染、溺水为主

灾后1周内，外伤、伤口类疾病占61.46%~79.52%。1周后，其他类内科疾病明显上升至33.93%~71.11%，其中以急性呼吸道感染发病率较高。另外，出血性肠炎病例约占2%。

溺水主要为海水溺水，海水含3.5%氯化钠及大量钙盐和镁盐。肺泡上皮细胞和肺毛细血管内皮细胞受海水损伤后，大量蛋白质及水分会向肺间质和肺泡腔内渗出，引起急性非心源性肺水肿；高钙血症可导致心律失常，甚至心脏停搏；高镁血症可抑制中枢和周围神经，导致横纹肌无力、扩张血管和降低血压。淹溺患者临床表现神志丧失、呼吸停止及大动脉搏动消失，处于临床死亡状态。近乎淹溺患者的临床表现个体差异较大，与溺水持续时间长短、吸入水量多少、吸入水的性质及器官损害范围有关。近乎淹溺者的症状可有头痛或视觉障碍、剧烈咳嗽、胸痛、呼吸困难、咳粉红色泡沫样痰。溺入海水者口渴感明显，最初数小时可有寒战、发热。体征是皮肤发绀，颜面肿胀，球结膜充血，口鼻充满泡沫或泥污。常出现精神状态改变，烦躁不安、抽搐、昏睡、昏迷和肌张力增加。呼吸表浅、急促或停止。肺部可闻及干湿啰音，偶尔有喘鸣音。心律失常、心音微弱或消失。腹部膨隆，四肢厥冷。有时可发现头部、颈部损伤。

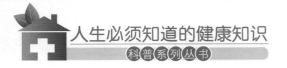
2. 灾情可引发传染病

（1）饮用水水源污染，水质变差：临时住所，供水设施破坏，没有安全卫生的饮用水源。蚊蝇孳生，居住拥挤，环境条件恶劣，大批灾民集中在此，加之灾民疲劳、心理创伤等因素，免疫力下降，增加了肠道传染病感染机会，细菌性痢疾、伤寒、霍乱、各种肠炎和甲型肝炎等肠道传染病都有可能流行。

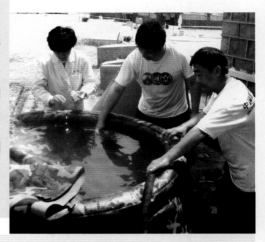

（2）食品卫生状况恶化，造成食源性疾病的发生和流行：如痢疾、伤寒、霍乱、肝炎、脊髓灰质炎等传染病发病率上升。由于儿童的生活卫生习惯差，抵抗力低，极易患感冒、麻疹、流脑及感染性腹泻。

（3）房屋倒塌，人口迁徙，易造成鼠疫、流行性出血热等鼠传播疾病流行：露宿使人们易受到蚊虫叮咬，虫媒传染病的发病率可能会增加，如疟疾、乙型脑炎和登革热。人口居住的拥挤状态，会造成人与人之间密切接触传播的疾病流行，如肝炎、红眼病、疥疮和皮肤病。接触污染水源或河渠、湖泊浅滩的疫水有可能感染钩端螺旋体病和血吸虫病。

（4）其他：热带地区会出现阿米巴痢疾、蓝氏贾弟鞭毛虫感染、弯曲菌肠炎和轮状病毒腹泻，还要预防中暑和蛇虫咬伤。

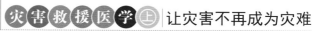

医学救援的主要措施和方法及相应注意事项

在灾难现场急救中，检伤分类尤为重要，直接关系到如何在最短时间内利用有限的资源获得最好的救援效果。通常对现场的检伤分类会依据轻伤者、较重伤者、重伤者和死者这四个不同等级分别做出绿、黄、红、黑四个不同的颜色标记，以利于医务人员区别处理。惯常的处理原则是首先抢救重伤者，而最新的理念则认为首先救治重伤及有抢救价值者更为科学。在与灾难反复较量的过程中，医学救援已经由经验上升为科学。譬如在救援现场事关医疗保障有很多细节：队员出发之前，要先期注射疫苗；注意使用一些有效措施，让队员充分发泄其压力；监督队员的饮食营养，保证其身体状况良好；监督卫生防疫，必要时要自带净水设备；强制督察工作计划落实，特别是命令队员适时休息并采取轮流作业的方式进行，否则队员在现场不会主动休息而是渴望救出更多的人。全球救援"一体化"是趋势。参与医学救援的医护人员除了要掌握常规医学知识，具备相当的心肺复苏、创伤处理、心理干预等全方位的知识技能之外，还需拥有在现场开展安全救援、脱险和生存的知识技能。

另外，在印度洋海啸的救援中，灾害现场的尸体、灾后传染病的处理知识也显得至关重要。由于灾区正常的饮水、食物、污水处理系统等遭到破坏，各种污染物得不到及时清除，加上人和动物尸体的腐烂，为传染病的传播提供了良好的环境，肠道传染病以及当地肆虐的蚊虫所导致的血液传染病传播使疾病控制非常棘手，正常情况下少见的厌氧菌感染也开始大行其道。

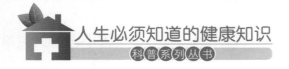
一般现场救护梯次可分为三线。

第一线 救护组织主要依靠当地救援人员。他们的主要任务是寻找受困和受伤人员。由于他们熟悉现场的情况，能迅速找到被困人员和伤员，对危重伤员及时进行就地抢救并予以转运。

第二线 救护组织由其他各国救援队组成，对伤员作进一步救护。二线的主要任务是对一线转来的危重伤员继续进行抢救，完成一些必需的急救手术；对一线转来的重伤员进行复查，做进一步处理后，进行分类、后送，有的可以进行留治。

第三线 救护组织同样由其他各国救援队伍组成。这一线的主要任务是，负责现场分类、转运所有伤员。另外，对短时间内出现的大批伤员，在现场经过初救、检伤分类后，因受当地医疗力量、条件的限制，有部分伤员必须组织力量继续后送。

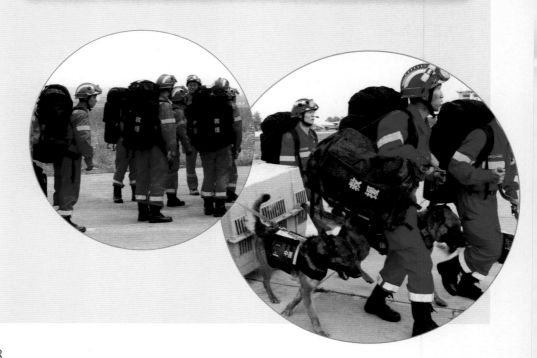

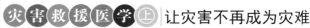

避险和自救

面对可能发生的海啸灾害我们能做什么

1. 预警机制不可少

海啸预警指的是在地震发生后1~2分钟之内向民众发出的海啸警报。此预警不同于预报。而我们国家的海啸预警处于世界先进水平，一旦监测到地震发生，相应的海啸预警就会及时发布。

从世界范围来讲，强震引发的海啸比较罕见。近些年来发生的严重海啸主要有两次，分别是2004年印度洋海啸和2011年日本海啸，但其造成死亡人数悬殊，印度洋海啸死亡24万人，而日本海啸则数千人死亡或失踪。两者很明显的一个差别就在于是否有海啸预警。造成印度洋海啸死亡人数居多的一个很重要的因素就是缺乏预警。海浪从震源附近开始翻滚，之后再传播到海岸需要时间，大约以每小时数百千米的速度，那么我们假设震源距离岸边只有100千米，也是需要一段时间的，如果在这个时间段事先发布预警，民众是来得及逃生的。他们在此时间段可以远离岸边，找到坚固的建筑物或者高处平台，以便等待下一步救援。

2. 抗灾设防　坚固设施

为了减少海啸造成的灾害，至关重要的是科学的城市防灾规划。比如在机场、高速公路等低洼的海岸线附近，最好不要安置重要的基础设施。海啸灾害一旦发生，这些设施都相当于生命通道，如果这些设施首先被破坏，那就等同于切断了救援的生命线，一旦断电，这些受灾区域便会成为孤岛。以日本海啸为例，海啸发生时机场被淹没，救援难度相应地增加了。因而，在城市规划布局时应该首先考虑安全因素，工程选址要慎重，尤其是沿海地区。如果由于诸多因素必须在海岸线附近修建这些设施的话，首先应把地势垫高、夯实，在此基础上再进行各种建设。

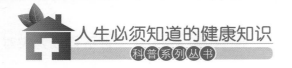
此外，海啸时所释放的能量巨大，大地震引发的海啸释放的能量经常会造成8~9米高的海浪，而一般沿海城市防波堤所能抵挡的海浪在2~3米高，由于海岸线太长，建造更高更长的防波堤也存在难度，故应加强其坚固程度。

3. 整个区域联动防灾

进行全盘考虑，在薄弱区域内做好全面预案，以便减少海啸所产生的危害。日本海啸发生后，在救援上忽略了事前充分的安全预案。因此，日后除了沿海城市自身要布置第一道防线之外，还应该布置好第二道防线，也就是构建城市群的联动体制。例如，内陆城市和海边城市提前制定好应急的联动措施，一旦沿海发生海啸灾难，对口的内陆城市可以按照事先的预案，以最快的速度进行支援，从而减少灾害的影响。

海啸灾害发生了，怎样自我保护

（1）地震是海啸最明显的前兆。如果感觉震动较强，不要靠近海边、江河的入海口。留意有关附近地震的报告，做好防海啸的准备，注意电视和广播新闻。切记，海啸有时会在地震发生几小时后到达离震源上千千米远的地方。

（2）海上船只听到海啸预警后如果有足够时间，船主应该在海啸到来前把船开到开阔海面。所有人都要撤离停泊在海港里的船只，避免返回港湾，因为海啸在海港中造成的落差和湍流非常危险。

（3）登陆时海水往往明显升高或降低，如果你看到海面后退速度异常快，应立刻撤离到内陆地势较高的地方。

（4）常备家庭应急包，备有足够72小时用的药物、饮用水和其他必需品，以便适用于海啸、地震和一切突发灾害。

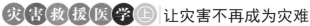

海啸发生时如果受困、受伤了怎么办

1. 不幸落水

（1）尽量抓住木板等漂浮物，避免与其他硬物碰撞。

（2）不要举手，不要乱挣扎，不要游泳，保持能浮在水面即可。

（3）如海水温度偏低，请不要脱衣服。

（4）不要喝海水。

（5）尽可能向其他落水者靠拢，积极互助、相互鼓励，易于被救援者发现。

2. 海啸过后抢救落水者

（1）于温水中恢复体温，或披上被、毯、大衣等保温；不要局部加温或按摩。

（2）给落水者适当喝些糖水，勿让落水者饮酒。

（3）如果受伤，立即采取止血、包扎、固定等急救措施；重伤员要及时送往医院。

（4）及时清除溺水者鼻腔、口腔和腹内的吸入物：将溺水者的肚子放在施救者的大腿上，从其后背按压，将海水等吸入物倒出。

（5）如果溺水者心跳、呼吸停止，须立即交替进行口对口人工呼吸和心脏按压。

如果受困或受伤了，可能的求助方法有哪些

依据自身体力状态适当进行大声呼救；充分利用身边材料，比如可以摇动树枝，或利用颜色鲜艳的材料引起注意。

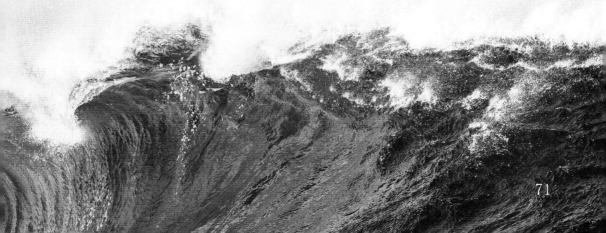

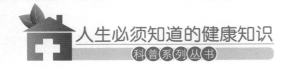
日常防灾减灾措施

平时应该准备哪些应急自救物品

每个人都应该有一个急救包，里面应该有足够72小时用的药物、饮用水和其他必需品，以便用于预防海啸、地震及一切突发灾害。

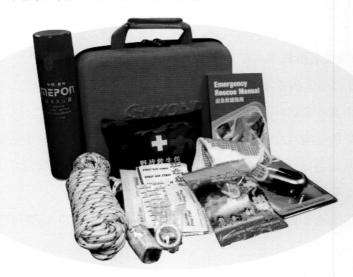

如何获得相关的知识和教育

中小学生可以通过统一的课堂教育开展相关知识的普及；其他人员则可通过网络或媒体加大宣传力度，加强公众对海啸以及其他灾害的了解。

注重儿童防灾、减灾技能的培养

儿童是国家发展的后继者，儿童安全保障尤为重要。首先要加强幼儿园等儿童聚集地的安全建设；其次是对儿童进行相关知识的灌输，并进行定期演习。

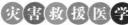 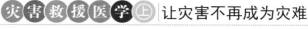
 # 洪灾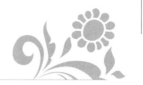

背景知识

2007年6月28日以来，中国淮河流域以及四川东部和陕西南部地区连续普降大到暴雨，局部地区出现大暴雨。强降雨导致四川大部、湖北北部、陕西南部、河南南部、安徽中部等地发生严重的山洪、山体滑坡和泥石流等灾害。江苏中北部局部地区遭受较严重的暴雨风雹和洪涝灾害。2007年7月6日18时统计，四川、湖北、陕西、河南、安徽、江苏6省份强降雨已造成88人死亡，23人失踪。据统计，此次暴雨洪涝灾害共造成四川等6省份1421.8万人受灾，紧急转移安置灾民34.65万人；农作物受灾面积66.52万公顷，其中绝收面积9.18万公顷；倒塌房屋3.23万间，损坏房屋17.62万间；造成直接经济损失25.59亿元，其中农业经济损失15.57亿元。

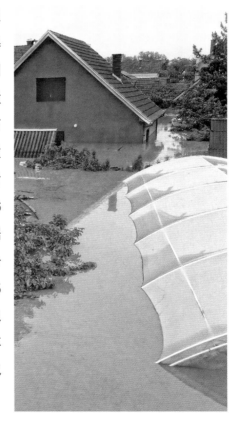

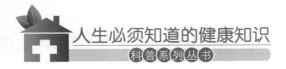
什么是洪灾

洪灾是指一个流域内因集中大暴雨或长时间降雨，汇入河道的径流量超过其泄洪能力而漫溢两岸或造成堤坝决口导致泛滥的灾害。洪涝灾害是自然界的一种异常现象，一般包括洪灾和涝渍灾。

洪灾一般是指河流上游的降雨量或降雨强度过大、急骤融冰化雪或水库垮坝等导致的河流突然水位上涨和径流量增大，超过河道正常行水能力，在短时间内排泄不畅，或暴雨引起山洪暴发、河流暴涨漫溢或堤防溃决，形成洪水泛滥造成的灾害。

涝灾一般是指本地降雨过多，或受沥水、上游洪水的侵袭，河道排水能力降低、排水动力不足或受大江大河洪水、海潮顶托，不能及时向外排泄，造成地表积水而形成的灾害。

渍灾主要是指当地表积水排出后，因地下水位过高，造成土壤含水量过多，土壤长时间空气不畅而形成的灾害。

洪灾发生的原因

（1）总降雨量提高，阶段超常降雨。

（2）森林总量不足、林业结构不合理、生态防护效益不高。

（3）水土流失导致江河湖库淤积，江河湖泊蓄洪调节能力下降。

（4）水利设施不能满足防洪、排涝、泄洪要求。

（5）对长期气象等灾害预报、有效应对灾害等缺乏有效先进技术。

（6）预警、应急系统尚不能充分满足预防需求。

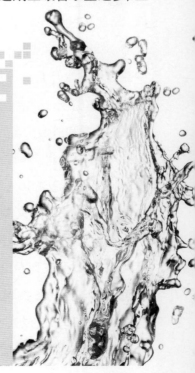

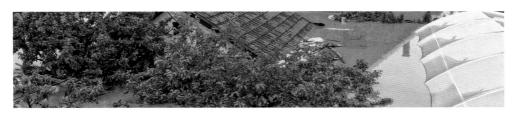

洪涝灾害等级划分

洪涝灾害等级划分为特大灾、大灾、中灾。

(1)一次性灾害造成下列后果之一的为特大灾。

1)在县级行政区域造成农作物绝收面积(指减产八成以上,下同)占播种面积的30%。

2)在县级行政区域倒塌房屋间数占房屋总数的1%以上,损坏房屋间数占房屋总间数的2%以上。

3)灾害死亡100人以上。

4)灾区直接经济损失3亿元以上。

(2)一次性灾害造成下列后果之一的为大灾。

1)在县级行政区域造成农作物绝收面积占播种面积的10%。

2)在县级行政区域倒塌房屋间数占房屋总数的0.3%以上,损坏房屋间数占房屋总间数的1.5%以上。

3)灾害死亡30人以上。

4)灾区直接经济损失1亿元以上。

(3)一次性灾害造成下列后果之一的为中灾。

1)在县级行政区域造成农作物绝收面积占播种面积的1.1%。

2)在县级行政区域倒塌房屋间数占房屋总数的0.3%以上,损坏房屋间数占房屋总间数的1%以上。

3)灾害死亡10人以上。

4)灾区直接经济损失5000万元以上。

洪涝灾情等级细分

洪涝灾害在中灾以下的为轻灾，轻灾进一步细分为以下三个等级。

轻灾一级：灾区死亡和失踪8人以上；洪涝灾情直接威胁100人以上群众生命财产安全；直接经济损失3000万元以上。

轻灾二级：灾区死亡和失踪人数5人以上；洪涝灾情直接威胁50人以上群众生命财产安全；直接经济损失1000万元以上。

轻灾三级：灾区死亡和失踪人数3人以上；洪涝灾情直接威胁30人以上群众生命财产安全；直接经济损失500万元以上。

水库、堤防险情等级划分

一类险情：暴雨洪水引起水位迅速上涨，水库大坝、溢洪道、输水隧洞等枢纽部位出现可能引起水库大坝溃坝（垮坝）、堤防溃堤，将会造成水库下游和洪灾区500人以上受灾，或直接威胁到200人以上群众生命财产安全的险情。

二类险情：暴雨洪水引起水位迅速上涨，水库大坝、溢洪道、输水隧洞等枢纽部位出现可能引起水库大坝溃坝（垮坝）、堤防溃堤，将会造成水库下游和洪灾区300人以上受灾，或直接威胁到100人以上群众生命财产安全的险情。

三类险情：暴雨洪水引起水位迅速上涨，水库大坝、溢洪道、输水隧洞等枢纽部位出现可能引起水库大坝溃坝（垮坝）、堤防溃堤，将会造成水库下游和洪灾区100人以上受灾，或直接威胁到50人以上群众生命财产安全的险情。

近年来大大小小的洪灾不断，给人民生命财产造成巨大损失，一方面是因为"天灾"，更重要的是，各河流域的环境破坏也与洪灾息息相关，"人为"已经越来越成为洪灾发生的重要因素。

加强水利监控可以及时预测洪灾，为大洪水的来临做好准备。水利安防中，视频监控依旧是最主要的子系统，并担纲着大坝安全、室外防范、机组防护、生产监督、输变电配送等要任。

医学救援

洪灾救援的原则

近年来国内民间救援团队纷纷成立，大小不一，无一不体现了中华民族"一方有难，八方支援"的精神。洪灾发生后，应坚持以下工作原则：

（1）防御洪水灾害工作实行镇人民政府行政首长负责制，统一指挥，分级分部门负责。

（2）以防洪安全为首要目标，实行安全第一、常备不懈、以防为主、防抗结合的原则。

（3）防御洪水灾害工作按照区域进行统一规划，坚持因地制宜、城乡统筹、突出重点、兼顾一般、局部利益服从全局利益。

（4）坚持依法防洪，实行公众参与、军民结合、专群结合、平战结合。

在坚持此原则的基础上，应组建运输保卫组、物资供应组、抗洪抢险组、生产救灾组、后勤保障组、宣传综合组等六大组防洪抗灾。

洪灾导致的主要伤病有：①皮肤病和皮下组织病；②呼吸系统疾病；③消化系统疾病；④损伤和中毒；⑤传染病和寄生虫。其中导致伤病的主要原因是皮肤病和皮下组织病导致的伤口感染。

医学救援的主要措施和方法

（1）人民政府和防汛指挥机构应高度重视应急人员的安全，调集和储备必要的防护器材、消毒药品、备用电源和抢救伤员必备的器械等，以备随时应用。

（2）抢险人员进入和撤出现场由防汛指挥机构视情况做出决定。抢险人员进入受威胁的现场前，应采取防护措施以保证自身安全。参加一线抗洪抢险的人员，必

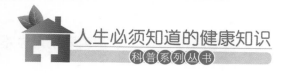

须穿救生衣。当现场受到污染时，应按要求为抢险人员配备防护设施，撤离时应进行消毒、去污处理。

（3）出现洪水灾害后，防汛指挥机构应及时做好群众的救援、转移和疏散工作。

（4）防汛指挥机构应按照当地政府和上级领导机构的指令，及时发布通告，防止人、畜进入危险区域或饮用被污染的水。

（5）对转移的群众，由人民政府负责提供紧急避难场所，妥善安置灾区群众，保证基本生活。

（6）出现洪水灾害后，人民政府和防汛指挥机构应组织卫生部门加强受影响地区的疾病和突发公共卫生事件监测、报告工作，落实各项防病措施，并派出医疗小分队，对受伤的人员进行紧急救护。必要时，政府可紧急动员当地医疗机构在现场设立紧急救护所。

避险和自救

（1）登高暂避：前往高地、山坡、楼房、避洪台。危急时就近攀爬树木、高墙、屋顶。

（2）驾车逃离：如可以驾车逃离，要事先补充油料，行车时遵从警示牌的指示，注意避让障碍物，如果洪水漫过车身要及时逃出。

（3）巧用器材：如暂避地点难以自保，应及时利用已备的逃生器具转移，或就近利用浮木、门板、桌椅等可以漂浮的物品。如被洪水卷入，要尽可能地抓住固定或漂浮的东西。发现有人落水，要迅速将漂浮器具扔到落水者附近。

（4）理性求救：一旦被洪水包围，要及时和防汛部门联络，报告位置，寻求救援。

（5）避免危险行为：千万不要惊慌失措、大喊大叫；千万不要游泳逃生；千万不要接近或攀爬电线杆、高压线铁塔；千万不要爬到泥坯房房顶。

（6）讲究饮水卫生：尽可能喝开水。

（7）注意饮食卫生：不吃腐败变质和受污染食物；不吃病死、淹死的动物肉；不吃生食，瓜果吃前削皮或洗烫；食品要煮透，热吃。

（8）搞好环境卫生：粪便和生活垃圾不入水；减少蚊蝇；腐烂动物尸体先焚烧后深埋；及时组织群众迅速清除污泥、浊水；要注意搞好水源卫生、厨房卫生和个人卫生，可以利用漂白剂消毒。

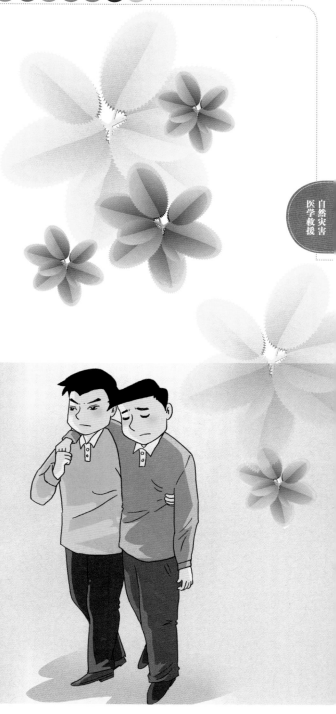

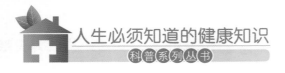
日常防灾减灾措施

（1）路线选择很重要：根据洪水信息和所处位置选择撤离路线，提早撤离。

（2）食物饮品早备好：选择便于携带、可长期保存的食品，并准备足够的饮用水和其他生活必需品。

（3）漂浮器材用处大：根据当地条件准备木排、竹排、气垫船、救生衣、木盆、塑料盆、木材、大件塑料制品等物品。

（4）财务保管多渠道：将不便携带的物品照相，进行防水处理后埋入地下或放在高处；票款珠宝等可缝入内衣随身携带。

（5）通信设备不可少：移动电话可以用于联络，口哨等用于求救，醒目衣服便于被搜救队员发现。

泥石流、山体滑坡

背景知识

1. 2002年2月17日印度尼西亚发生严重泥石流事件，7人死亡，多人受伤。

2. 2008年11月4日云南泥石流致35人死亡，107万人受灾。

3. 2010年8月7日甘肃舟曲特大泥石流，致1434人死亡，331人失踪。

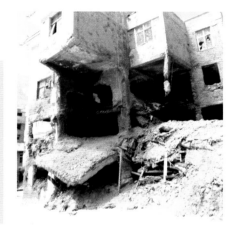

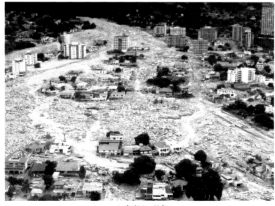

云南泥石流

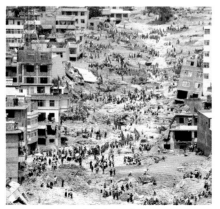

舟曲泥石流

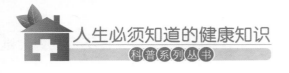
舟曲泥石流

2010年8月7日夜里,甘肃甘南藏族自治州舟曲县发生特大泥石流,致使1434人死亡,331人失踪;舟曲5千米长、500米宽区域被夷为平地。灾害工作组专家考察后认定该次灾害是因为特殊地质地貌遭遇瞬时暴雨和强降雨导致的一场自然灾害。长江上游100万平方千米土地上有大小滑坡15万处,泥石流沟道万余条,各种开发建设使长江上游地区滑坡、泥石流更加频繁,而舟曲正位于长江上游。舟曲境内泥石流沟就有300多条,灾害性滑坡100余处。其水土流失面积占全县总面积的44.8%,是全省乃至全国水土流失最为严重的地区之一。而随着人类的建筑伐木、挖坡种地,在沿江、河堤等处进行开发建设,植被覆盖率大大降低,导致崩塌、滑坡、泥石流等地质灾害增多。

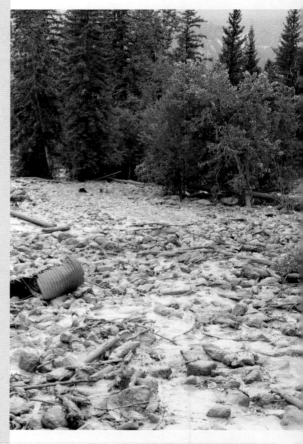

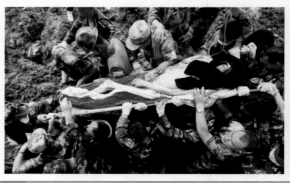

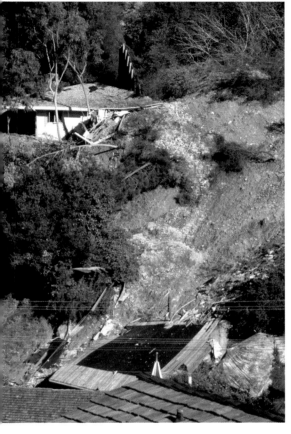

什么是泥石流

　　泥石流是发生于山区或者其他沟谷深壑地区的一种突发性自然灾害，是由暴雨、冰雪融化或其他自然灾害引发的山体滑坡并携带大量泥沙、石块的特殊洪流，具有突发性强、流速快、流量大、固体物质含量高等特点，有极大的破坏力。泥石流常常会冲毁公路、铁路等交通设施甚至村镇等，造成生命威胁及巨大经济损失。2013年7月，四川省都江堰市中兴镇五里坡发生泥石流，11户人家约17人被埋，建筑物、公共设施遭到严重破坏。

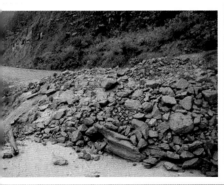

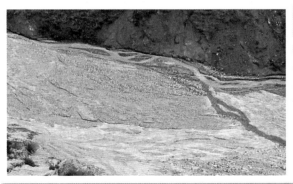

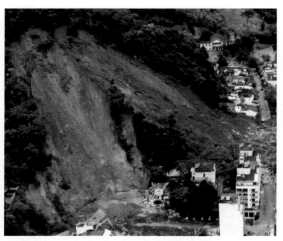

什么是滑坡，它与泥石流有什么关系

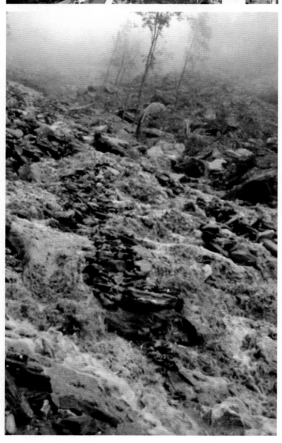

滑坡是指斜坡上的土体或岩体，受河流冲刷、地下水活动、雨水浸泡、地震等因素影响，在重力的作用下，沿一定的软弱面或软弱带整体地或分散地顺坡向下滑动的一种自然现象，主要发生在坡面。

泥石流是山区爆发的特殊洪流，必须有水的参与才能发生，属于固液混合流，泥沙、石块、巨大的砾石等固体物质的含量最低为15%，最高可达80%，破坏力极强。

而滑坡一般是由山体或岩体结构不稳定导致，没有水的参与也会发生，它不仅可以发生在陆地，也可以发生在水下。但在很多情况下，泥石流和滑坡是共存的，山体结构不稳定可发生滑坡，而在暴雨洪灾时，滑坡的发生率会增高，并可以促发泥石流的发生。

泥石流的形成条件

泥石流的形成条件是：地形陡峭，松散堆积物丰富，特大暴雨或大量冰融水的流出。

1. 地形地貌条件

泥石流的形成在地形上常具备山高沟深、地形陡峻、沟床纵度降大、流域形状便于水流汇集的特点。这些地貌条件有利于水和碎屑物质的集中，并使之能迅猛直泻，形成泥石流。下游堆积区的地形为开阔平坦的山前平原或河谷阶地，使堆积物有可堆积的场所。

2. 水源条件

水既是泥石流的重要组成部分，又是泥石流的激发条件和搬运介质（动力来源）。泥石流的水源，有暴雨、冰雪融水和水库溃决水体等。我国泥石流的水源主要是暴雨、长时间的连续降雨等。

3. 松散物质来源条件

泥石流常发生于地质构造复杂、断裂褶皱发育、新构造活动强烈、地震烈度较高的地区。这些地质活动可以造成地表岩石破碎、崩塌、错落、滑坡，为泥石流的形成提供固体物质来源。另外，岩层结构松散、软弱、易于风化、节理发育或软硬相间成层的地区，因易受破坏，也能为泥石流提供丰富的碎屑物来源。除此之外，人类的工程活动，如滥伐森林造成水土流失、开山采矿、采石弃渣等，也能为泥石流带来物质来源。

医学救援 自然灾害

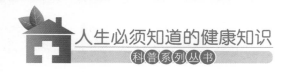

4. 泥石流的活动强度

泥石流的活动强度主要与地形地貌、地质环境和水文气象条件三个方面的因素有关。地质活动频繁，地表岩石容易破碎、崩塌的，则易成为泥石流固体物质的补给源；沟谷的长度较大、汇水面积大、纵向坡度较陡等因素为泥石流的流通提供了条件；水文气象因素直接提供水动力条件。往往大强度、短时间出现暴雨容易形成泥石流，其强度显然与暴雨的强度密切相关。

5. 泥石流的多发地带

泥石流一般发生在半干旱山区或高原冰川区。因为这里的地形十分陡峭，泥沙、石块等堆积物较多，树木很少，一旦暴雨来临或冰川解冻，大大小小的石块有了足够的水分，便会顺着斜坡向下滑动，形成泥石流。

世界上有50多个国家存在泥石流的潜在威胁，它们分布于太平洋褶皱带（山系）、阿尔卑斯－喜马拉雅褶皱带、欧亚大陆内部的一些褶皱山区。其中比较严重的有哥伦比亚、秘鲁、瑞士、中国和日本。

我国有泥石流沟1万多条，分布在70多个县，其中的大多数分布在西藏、四川、云南、甘肃等地，多是雨水泥石流，青藏高原则多是冰雪泥石流。

泥石流的分类

1. 按组成泥石流的物质分

（1）由大量黏性土和粒径不等的砂粒、石块组成的叫泥石流。

（2）以黏性土为主，含少量砂粒、石块，黏度大，呈稠泥状的叫泥流。

（3）由水和大小不等的砂粒、石块组成的称之水石流。

2. 按泥石流形成的流域形态分

（1）标准型泥石流：是最典型的泥石流，流域呈扇形，面积较大，能明显划分出形成区、流通区和堆积区。

（2）河谷型泥石流：流域呈狭长条形，其形成区多为河流上游的沟谷，固体物质来源较分散，沟谷中常年有水，故水源较丰富，流通区与堆积区往往不能明显分出。

（3）山坡型泥石流：流域呈斗状，其面积一般小于1000平方米，无明显流通区，形成区与堆积区直接相连。

3. 按组成物质的状态分

（1）黏性泥石流：此类泥石流的组成物质是大量黏性土，黏性较大，固体物质占40%~60%，最高达80%。组成泥石流的水稠度大，石块呈悬浮状态，暴发突然，持续时间亦短，破坏力大。

（2）稀性泥石流：顾名思义，这类泥石流是以水为主要组成部分的，而黏性土较少，固体物质占10%~40%，有很大分散性。水为搬运介质，石块以滚动或跃移方式前进，堆积物会在堆积区呈扇状散流，停积后似"石海"。

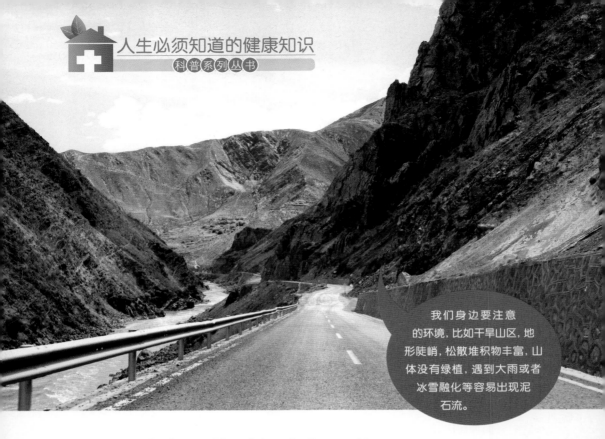

我们身边要注意的环境，比如干旱山区，地形陡峭，松散堆积物丰富，山体没有绿植，遇到大雨或者冰雪融化等容易出现泥石流。

泥石流发生的时间有何规律

1. 季节性泥石流

季节性泥石流发生的时间主要与集中性的降雨时间相一致，具有明显的季节性，一般发生在多雨的夏秋季节。由于各个地区的降雨集中时间不一致，因此各地季节性泥石流发生的时间也有区别。比如，西北地区降雨多集中在6、7、8三个月，尤其是7、8两个月降雨集中，暴雨强度大，因此西北地区的泥石流多发生在7、8两个月。据不完全统计，发生在这两个月的泥石流灾害约占该地区全部泥石流灾害的90%以上。

2. 周期性泥石流

周期性泥石流的发生主要受周期性出现的洪水、地震等灾害的影响，且其活动周期与洪水、地震的活动周期大体相一致。这些周期性出现的灾害给泥石流的发生提供了形成条件。

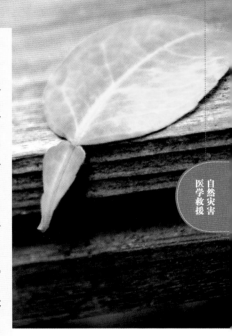

灾害发生有先兆吗

　　滑坡前，一些异常的自然现象常可能会发生，比如：泉水、井水的水质突然变得异常浑浊；泉水、蓄水池大量漏水、水位降低，而原本干燥的河道出现蓄水；家禽、家畜出现异常反应，同时地下发生异常响声。此时此刻必须提高警惕，随时准备好应对滑坡灾害的发生。

　　泥石流可能发生在连续长时间降雨后。灾害发生前可能会出现河流突然断流或水势突然加大，水流当中夹有较多柴草、树枝等。暴雨过后山谷中若出现雷鸣般的声响，预示将会有泥石流发生，此时沟谷深处突然变得昏暗，并有轻微震动感等。

医学救援　自然灾害

泥石流险情预报预测方法

　　凡事预则立，不预则废。跟其他所有灾害一样，泥石流的预测预报工作对于防灾减灾有着重要意义。目前我国对泥石流的预测预报研究常采取以下方法：

　　（1）根据泥石流敏感度分区，划分为危险区、潜在危险区。

　　（2）对于潜在泥石流沟应调查搜集有关参数和特征。在典型的泥石流沟应进行定点观测研究，力求解决泥石流的形成与运动参数问题。

　　（3）详细记录大型泥石流沟的流域要素、形成条件、灾害情况及整治措施，结合当地情况建立泥石流技术档案，并解决信息接收和传递等问题。

　　（4）由于暴雨是形成泥石流的激发因素，因此加强水文、气象的预报工作，特别是对小范围的局部暴雨的预报，对预报泥石流有重要意义。

　　（5）开展泥石流防灾警报器的研究及室内泥石流模型试验研究。

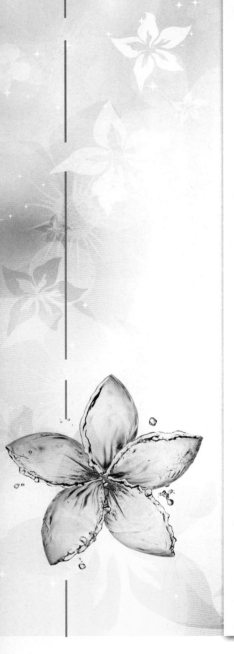

医学救援

泥石流给人造成的最危险的伤害是什么

泥石流给人造成的最危险的伤害是使伤者的呼吸道阻塞，导致窒息死亡。突然爆发的泥石流会对逃离不及时的人直接冲击、掩埋，导致呼吸道吸入泥浆，造成咽喉直接阻塞而发生窒息；也可因为泥石流所含固体冲积物的直接撞击导致呼吸困难而窒息。当发现伤者口唇发绀、呼之不应、气息微弱时，可以判断可能存在窒息，此时应尽快清除口鼻内容物，开放气道，恢复呼吸，转移到可通气环境下。

泥石流发生后导致伤员死亡、残疾的主要原因是什么

泥石流最常见的危害之一，是冲进乡村、城镇，摧毁房屋和工厂、企事业单位及其他场所设施，淹没人畜、毁坏土地，甚至造成村毁人亡的灾难。泥石流可直接埋没车站、铁路、公路，摧毁路基、桥涵等设施，致使交通中断，还可引起正在运行的火车、汽车颠覆，造成重大的人身伤亡事故。所以泥石流导致伤亡、残疾的主要原因就是人员被淹没。

医学救援的主要措施和方法

（1）快速运送伤员：根据伤员的病情变化，可以考虑空中直升机运送、陆地汽车运送等方式，快速将伤员运送到医院。

（2）消杀灭划片分区，责任到人：大灾之后必有大疫，但是为了做到大灾之后无大疫，我们就必须做好防疫、消毒等工作。

（3）卫生监督不留盲点：大灾过后是离不开卫生部门的监督的，相互促进才能更好地做到大灾之后无大疫，让人民尽早回到正常生活。

（4）心理干预启动早：以往的灾害医学救援行动往往重视医疗救治，重视卫生防疫，而忽视了对于相关人群的心理卫生的维护与心理不良因素的干预。灾难往往会给人的心理带来很大的创伤，所以要尽快关注人们的心理变化，做好心理疏导。

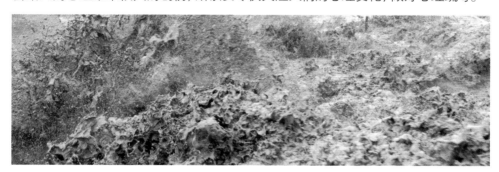

泥石流灾害医学救援队需要配备的救援装备和物资

现场医疗、救生器材、空气呼吸器、救生衣、救护设备、流动医院、第一救助设备等、现场采样用品、灾害救助药品、医院紧急救援服务、医疗急救器械、急救包、急救箱、医疗急救车、卫生防疫车等特种车辆、医疗急救用品。

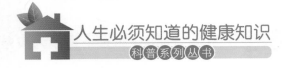
避险和自救

滑坡或泥石流发生时的自救

遭遇滑坡和泥石流时自救的基本原则是"沉着冷静、择向逃生"。

（1）身处非滑坡山体区：及时拨打急救电话求救，并真实详细地介绍灾情发生的地点、程度等基本情况。做好自身的安全防护工作，如有可能尽量通知更多的人，紧急撤离。

（2）正处在滑坡的山体上：迅速判断地形，丢弃影响逃生的非必需品，向滑坡方向的两侧即垂直于滑坡逃离，并尽快逃至安全地带。躲避在结实的遮蔽物下，或蹲在地坎、地沟里，注意保护头部。当无法继续逃离时，可抱住树木等固定物体，防止被泥石流或滑坡冲走掩埋。

（3）正驱车从发生滑坡的地区经过：留心观察、安全行驶。警惕路上随时可能出现的各种危险，如掉落的石头、树枝等。查看清楚前方道路是否存有塌方、沟壑等，在确保安全的情况下快速驶离危险区。

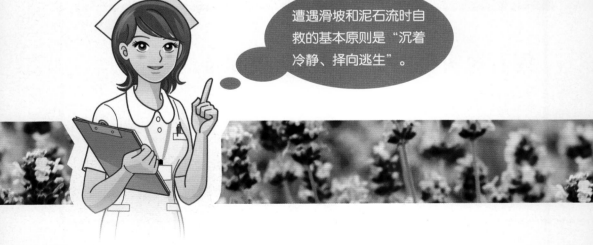

遭遇滑坡和泥石流时自救的基本原则是"沉着冷静、择向逃生"。

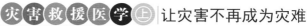

泥石流、山体滑坡常见伤病有哪些

　　泥石流、山体滑坡危害很大，人们很容易被滑落的石头及泥浆砸伤，导致骨折等伤害，还容易被泥浆淹没，造成呼吸不畅，导致窒息。

遇到泥石流、山体滑坡可能的求助途径

　　当处在泥石流、山体滑坡时，一定要保持冷静，不能慌乱，慌乱不仅浪费时间，而且极可能做出错误的决定。要迅速环顾四周，向较为安全的地段撤离。只要行动迅速，都有可能逃离危险区段。跑离时，以向两侧跑为最佳方向。在向下滑动的山坡中，向上或向下跑均是很危险的。当遇到无法跑离的高速滑坡时，更不能慌乱，在一定条件下，如滑坡呈整体滑动时，原地不动，或抱住大树等物，不失为一种有效的自救措施。在确保安全的情况下，离原居住处越近越好，交通、水、电越方便越好。同时要听从统一安排，不要自择路线。当你无法继续逃离时，应迅速抱住身边的树木等固定物体。可躲避在结实的障碍物下，或蹲在地坎、地沟里。应注意保护好头部，可利用身边的衣物裹住头部。当受伤时应呼救"120"。呼救时应说明灾害事件发生的时间、地点以及事件的性质，伤情、伤亡人数，急需哪方面的救援以及呼救人的姓名、单位、所用呼救电话号码。遭遇山体滑坡时，首先要沉着冷静，不要慌乱。然后采取必要措施迅速撤离到安全地点。避灾场地应选择在易滑坡两侧边界外围。

自然灾害
医学救援

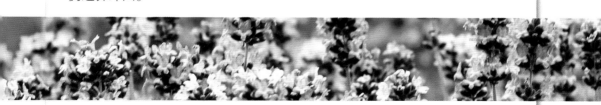

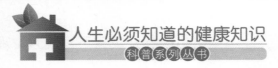

怎样帮助受困伤者

将压埋在泥浆或倒塌建筑物中的伤者救出前：

（1）首先要立即清除其口、鼻、咽喉内的泥土及痰、血等。

（2）对昏迷的人应将其侧卧、头后仰，尽量保持呼吸道通畅。

（3）倘若有外伤应先采取止血、包扎、固定等方法处理，稳定伤者生命体征。

挖掘被压埋者的技巧：

（1）应注意先将滑坡体后缘的水排干。

（2）应当从滑坡体的侧面开始挖掘；切记千万不要从滑坡体下缘开挖，以免使滑坡加快。

（3）先救人，后救物。

危险的逃生方式

灾后何时能回受损的家园取决于滑坡危险期是否已度过。不要擅自返回发生滑坡的地区居住，以免滑坡再次发生带来危险。如果滑坡已经过去，首先应该确认家园远离滑坡地点，家园受损较轻，不影响人员生活，方可进入生活。面对未完全破坏、看似具有一定居住条件的房屋，首先应当仔细检查房屋各种设施是否遭到损坏。在重新入住之前，应注意检查屋内水、电、煤气等设施是否损坏，管道、电线等是否发生破裂和折断，如发现故障，应立刻修理。

日常防灾减灾措施

如何获得相关的知识

1. 常备防灾意识

要减少灾难引起的损失，最重要的是要常备防灾意识，尤其是具有地质形成特点的地区。

（1）在泥石流或滑坡高发地段行走时，如果突遇降雨应赶紧撤离到高地，不要在谷底停留。

（2）尽可能避开植被稀少的山坡、河道弯曲的凹岸、陡峭的悬崖和沟壑。

（3）露宿选择营地时，应选择平整的高地作为营地，尽可能避开有滚石和大量堆积物的山坡下面，切忌在沟道处或沟内的低平处搭建宿营棚。

（4）经过长时间降雨和暴雨后，非常潮湿的山坡也是滑坡可能发生的地区，应警惕泥石流的发生。

2. 泥石流发生前以退为进的自我保护

防御滑坡灾害的最佳办法是提前搬迁到安全地带。应在滑坡隐患区附近提前选择几处安全的避难场地。可选择在易滑坡两侧边界外围，在确保安全的情况下，避难场所离原居住处越近越好，交通、水、电越方便越好。

3. 泥石流的预防工程

防止或降低泥石流灾害影响的预防性工程主要有：

（1）穿过工程：指修隧道、桥梁，从泥石流的下方通过，而让泥石流从其上方排泄。

（2）跨越工程：指修建桥梁、涵洞，从泥石流沟的上方跨越通过，让泥石流在其下方排泄，用以避防泥石流。这是铁道和公路交通部门为了保障交通安全常用的措施。

（3）排导工程：指通过修建导流堤、急流槽、束流堤等改善泥石流流势，提高建

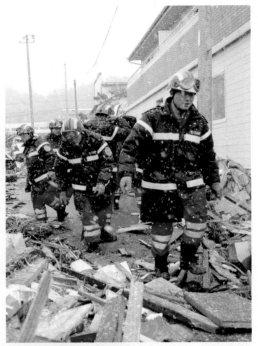

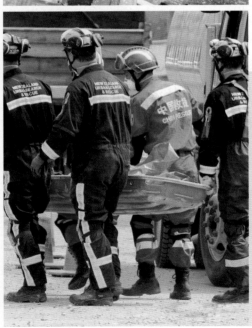

筑物的排泄能力并使泥石流按设计意图顺利排泄。

（4）防护工程：指在容易遭受泥石流冲击的建筑物旁修建防护墙体等，防止泥石流对建筑物的直接冲击。

（5）拦挡工程：指通过修建拦渣坝、储淤场及支挡工程等来控制泥石流流量、下泄量和能力，以阻挡泥石流对建筑物冲刷、撞击和淤埋。

以上各种方法对于防治泥石流均有效果，实际运用过程中常采用多种措施相结合，比用单一措施更为有效。

注重儿童防灾减灾技能的培养

泥石流过后的灾区卫生条件相对较差，水源特别是饮用水的卫生无法得到保障，因此我们首先要预防的是肠道传染病，较为常见的是霍乱、伤寒、痢疾、甲型肝炎等。其次，人畜共患疾病和自然疫源性疾病也是洪涝期

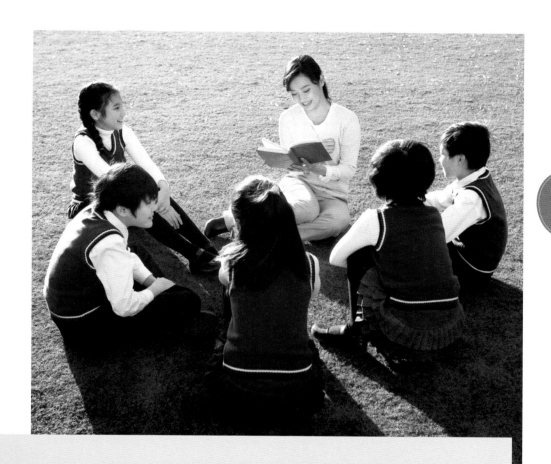

间极易发生的，如鼠媒传染病、寄生虫病、血吸虫病、虫媒传染病等。另外，皮肤病多发，如浸渍性皮炎，老百姓称"烂脚丫""烂裤裆"，还有虫咬性皮炎、尾蚴性皮炎及其他一些接触性皮炎。另外，还可能出现一些意外伤害，如溺水、触电、中暑、毒虫咬螫伤、毒蛇咬伤、食物或药物中毒等。

　　针对上述灾害相关性疾病，根据其发生原因及感染途径进行防治是最根本的措施。卫生宣教的重点是重建良好的生活习惯，把握"病从口入"，牢记"勤洗手、喝开水、吃熟食、趁热吃"防病口诀。同时维护环境卫生，做好自身防护，积极配合卫生防疫人员的消毒工作。

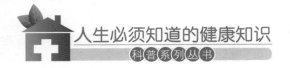

 冰雪灾害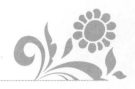

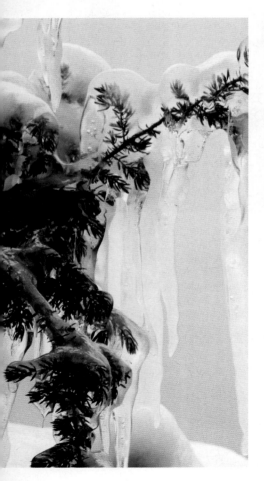

背景知识

自2008年1月10日起，在中国的大部分区域发生了低温、雨雪、冰冻等自然灾害，中国的上海、浙江、江苏、安徽、江西、河南、湖北、湖南、广东、广西、重庆、四川、贵州、云南、陕西、甘肃、青海、宁夏、新疆和新疆生产建设兵团等20个省（区、市）均不同程度受到低温、雨雪、冰冻灾害影响。截至2月24日，因灾害死亡的人数达129人，失踪的人数达4人，紧急转移安置166万人；农作物受灾面积1187万公顷，成灾面积585万公顷，绝收面积169万公顷；倒塌房屋48.5万间，损坏房屋168.6万间；因灾直接经济损失1516.5亿元人民币。森林受损面积近1861万公顷，3万只国家重点保护野生动物在雪灾中冻死或冻伤；受灾人口已超过1亿。其中湖南、湖北、贵州、广西、江西、安徽、四川7个省（区）受灾最为严重。

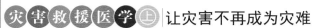
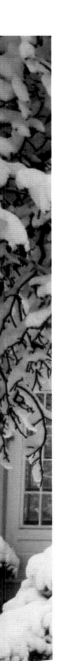

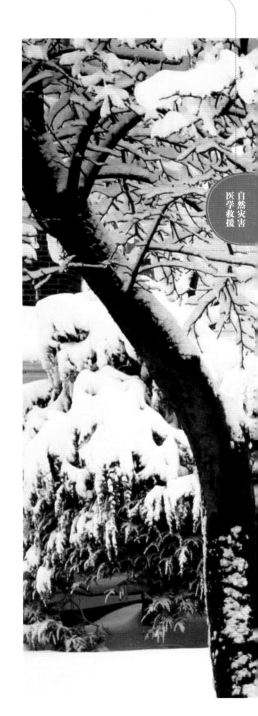

医学救援 自然灾害

什么是冰雪灾害

　　冰雪灾害是我国常见的一种自然灾害，主要由两部分组成，一是因冰川跃动、冰湖溃决等引起，二是积雪、雪崩、强降雪引起。冰雪灾害可以对工程设施、交通运输和人民生命财产造成直接破坏，尤其对公路交通运输影响较大，并可能由此造成一系列的间接损失。

冰雪覆盖与我们的生活有什么关联

　　它影响其所在地的气候，而且还能对另一洲、另一半球的大气环流、气温和降水等产生显著的影响；它的改变影响水资源、农业生产、基础设施、北极土著人民的生计、环境危险和冬季娱乐生活；它影响世界海洋航运；它影响海平面及海洋环流；它与水资源息息相关，特别在许多旱季河流依赖冰川融水的地方；它与暴雨潮汛这类极端的海平面事件的发生频率和严重性有关；它存在的时间长短和发生时间的变化影响到生态系统；在边远地区，冻结的河流与湖泊被用来作为交通通道。

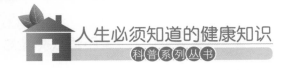
冰雪灾害在我国的地理分布

　　冰雪灾害是一种常见的气象灾害，拉尼娜现象是造成低温冰雪灾害的主要原因。中国属季风大陆性气候，冬季、春季时天气、气候诸要素变率大，导致各种冰雪灾害每年都有可能发生。在全球气候变化的影响下，冰雪灾害成灾因素复杂，致使对雨雪预测预报难度不断增加。研究表明，中国冰雪灾害种类多、分布广。东起渤海，西至帕米尔高原；南自高黎贡山，北抵漠河，在纵横数千千米的国土上，每年都受到不同程度冰雪灾害的危害。历史上我国的冰雪灾害不胜枚举。1951—2000年，我国范围大、持续时间长且灾情较重的雪灾，就达近10次。

常见的冰雪灾害

1. 冰雪洪水

　　冰雪洪水是冰川和高山积雪融化形成的洪水，以冰川融水为主要来源的称为冰川洪水，以积雪融水为主要来源的称为融雪洪水。其形成与气象条件密切相关，每年春季当气温回升到0℃以上，积雪面积缩小，冰川冰裸露，冰川开始融化，沟谷内的流量不断增加；夏季，冰雪消融量急剧增加，形成夏季洪峰；进入秋季，消融减弱，洪峰衰减；冬季天寒地冻，消融终止，沟谷断流。由冰川和积雪融化的水一部分形成地表径流直接补给河流，一部分通过下渗以浅层地下水的形式补给河流，形成春季、夏季洪水。太阳辐射越强、冰川面积和前期积雪厚度越大，则融化强度越大。

　　冰雪融水主要对公路造成灾害，在洪水期间冰雪融水携带大量泥沙，对沟口、桥梁等造成淤积，导致涵洞或桥下堵塞，形成洪水漫道，冲淤公路。

2. 冰川泥石流

冰川泥石流是冰川消融使洪水挟带泥沙、碎石混合流体而形成的泥石流，常发生在增温与融水集中的夏秋季节，晴天、阴天、雨天均可产生。与暴雨泥石流相比，冰川泥石流具有规模大、流动时间长等特征。

我国冰川泥石流分布广泛，在藏东南地区，冰川泥石流活动频繁，尤其在川藏公路沿线，危害极大。位于通麦县以西的培龙沟自1983年以来，年年爆发冰川泥石流，仅1984年就爆发5次，造成严重损失，其中有一次泥石流造成6人死亡。

冰川泥石流发生在高山区，规模大，来势猛烈，难以预报，常形成大灾。如秘鲁境内的科迪勒拉山区自20世纪70年代以来，已有6万人死于冰川泥石流。防治措施一般以拦截为主，如当年苏联为保护阿拉木图城，在冰川湖下方设有120米高的大坝。中国目前以排导工程为多，道路桥梁多为高桥单跨。

3. 风吹雪

风吹雪是一种较为严重的自然灾害，由大风携带分散的雪粒在近地面运行的自然现象，起动风速和雪的输送是其主要形成过程。根据积雪被吹扬的高度，可分为三种，分别为低吹雪（吹扬高度在2米以下）和高吹雪（吹扬高度达2米以上，能见度小于10千米），以及比高吹雪强劲的暴风雪。风吹雪主要危及工农业生产和人身安全。

风吹雪能将农田和牧场的大量积雪搬运到他地，使大片需要积雪储存水分、保护农作物的农田、牧场裸露，农作物及草地受到冻害；在牧区，风吹雪淹没草场、压塌房屋、袭击羊群、引起人畜伤亡。1985年10月，风吹雪灾害影响青藏高原，受灾面积等于中国的江苏和山东两省面积之和。

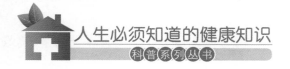

4. 暴风雪

暴风雪是风吹雪的最强形式,指大量的雪被强风卷着随风运行,并且不能判定当时是否有降雪,水平能见度小于1千米的天气现象。暴风雪天气的主要特点是雪大、风猛、降温强、灾害重。暴风雪发生时,狂风裹挟着暴雪,呼呼作响,能见度极低,同时气温陡降。其天气的猛烈程度远远超过通常的大风寒潮和大雪寒潮,一般其风力≥8级、降雪量≥8毫米、降温≥10℃。由大雪和暴风雪造成的雪灾积雪深度大,影响面积广,危害非常严重。

我国中高纬度地区地域广阔,冬季较漫长,一旦出现暴雪,并可能伴有强寒潮、大风天气,对工农业生产、畜牧业、交通运输和人民生活影响较大。如1995年2月中旬,藏北高原出现大面积强降雪,气温骤降,大范围地区的积雪在200毫米以上,个别地方厚1.3米。那曲地区60个乡、13万余人和287万头(只)牲畜受灾,其中有906人、14.3万头(只)牲畜被大雪围困,强暴风雪后出现了冻伤人员、冻饿死牲畜等灾情。

5. 雪崩

当山坡积雪内部的内聚力抗拒不了它所受到的重力拉引时,便向下滑动,引起大量雪体崩塌,造成雪块滑动,进而引起更多的覆雪运动,使大量的积雪瞬间倾盆而下。雪崩是在常年积雪的山中常见的自然灾害,每年都有很多人死于雪崩。它还能引起山体滑坡、山崩和泥石流等自然现象。

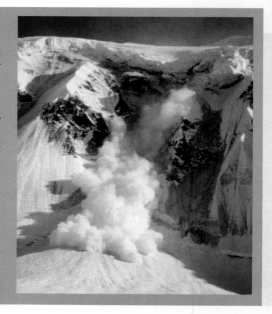

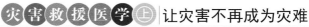

遇上雪崩是很危险的,在雪地活动的探险者应避免走雪崩区,万一发生雪崩,尽量自救。发生雪崩时,不要向下跑,向雪崩两旁跑比较安全;若被雪崩赶上,应抓住身边任何稳固的东西,以防被冲走;一旦卷入雪流,口要紧闭,头朝山顶,四肢用力划动,力求能处在雪流表面;雪流停止时,两臂交叉胸前,尽量露出口鼻与胸廓运动(呼吸)所需要的范围;若被雪埋,要尽快弄清自己的体位。发觉雪流速度慢时,要抓紧时间破雪而出,因为雪停止以后,数分钟内就会结成硬块。判断体位的方法是让口水自流。流不出的为仰位,向左或向右流的是侧位,流向鼻子的是倒位。

自然灾害 医学救援

冰雪灾害离我们远吗

中国冰雪灾害种类多、分布广。东起渤海,西至帕米尔高原,南自高黎贡山,北抵漠河,在纵横数千千米的国土上,每年都受到不同程度冰雪灾害的危害。历史上我国的冰雪灾害很多。1951年至2000年,我国范围大、持续时间长且灾情较重的雪灾,就达近10次。人类对自然资源和环境的不合理开发和利用及全球气候系统的变

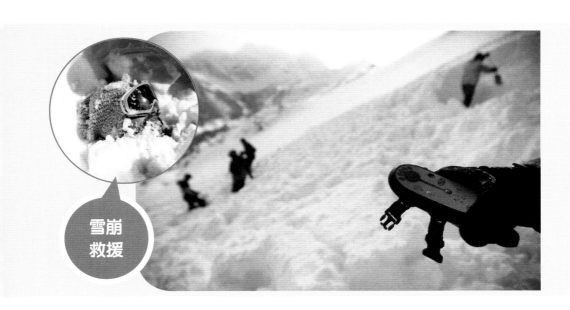

雪崩救援

化，也正在改变雪灾等气象灾害发生的地域、频率及强度分布。植被覆盖率的减少，裸地的增加，导致草地退化，为雪灾提供了潜在条件，所以我们离冰雪灾害很近。

2012年3月21日中午，来自新疆阿图什的4名男子结伴来到和静县和静镇查汗通古村冬牧场附近山沟内捡拾鹿角遭遇雪崩，附近2名目击者向和静县公安局报警。当地相关部门启动应急预案上山救援。截止到3月27日，救援工作已经持续了6天，将近130个小时，仍然没有发现失踪者的消息。

雪灾的主要危害

（1）对农业的危害：大雪、暴雪天气出现后，较高和脆弱的植株体会经不起重压造成茎秆折断等机械损伤。除此之外，持续低温雨雪会对农作物造成冻害。长期的雨雪过程过多地增加了农田土壤湿度，不利于农作物生长。

（2）对林业的危害：大雪给林业生产造成了严重的危害，大量毛竹、杉木、果树被积雪压断，苗木被积雪压塌。气温持续偏低，造成开采茶园、幼龄茶园、茶树良种苗圃冻害严重。

（3）对养殖业和渔业的影响：寒冷天气使牲畜大量失热，增重速度下降，幼畜、病弱畜、家禽往往经不起寒流降温而死亡。

（4）对交通通信的影响：降雪、降温天气会给道路交通带来极大压力，容易引发交通事故，给行人出行和行车安全带来很多麻烦。公路因路面结冰而封闭，造成大量车辆滞留，影响出行。另一方面，积雪还会毁坏通信设备，造成通信中断或障碍。

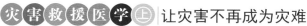

题外话——冻雨

冻雨不属于冰雪灾害，是过冷雨滴在降落过程中遇到温度低于0℃的物体或地面时，立即冻结成冰的降水，是初冬或冬末春初时节见到的一种灾害性天气。雨滴在温度略低于0℃的空气中能够保持过冷状态，其外观同一般雨滴相同，过冷雨滴一旦遇到低于0℃的任何物体就会立刻凝结，形成细长条状的冰凌，故称之为冻雨。冻雨可造成公路覆冰而中断交通，造成交通事故，建筑物积冰而倒塌，电线挂冰拉断线路或拉倒架线铁塔而造成供电中断，也会对植物造成伤害，甚至威胁飞机的飞行安全。

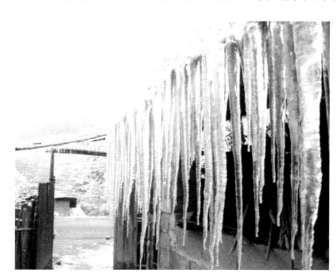

医学救援

应对冰雪灾害的对策

（1）建立完善的灾害预报系统，及时并准确地对灾害进行预报，可以使人们防患于未然，最大限度地降低经济损失和人员伤害。

（2）加强向市民宣传防灾减灾知识的力度。使人们能够掌握基本的灾害应急知识，方便在灾害发生之时利用应急知识进行自救互救，做好自我保护，降低救援压力，以及争取救援时间。

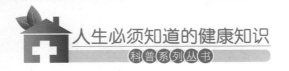

（3）完善灾害应对体系建设，通过建设灾害应对体系，加强协调好各部门关系，明确灾害发生时各部门的职能要求，并合理安排资金，购置防灾设备、储备防灾物资，在应急预案的指导下定期进行防灾演练。

（4）在平时的基础建设中（包括电力、铁路、公路交通等），要充分考虑到各种灾害可能带来的影响。要有超前意识，陈旧的设备必须及时更换。

冻伤的分度

按照损伤程度将冻伤分为四度。

Ⅰ度冻伤：俗称冻疮，表现为红斑、水肿、皮肤麻痹和短暂的疼痛。皮损可以完全恢复，仅伴有轻度脱屑。自觉热、痒、灼痛，症状在数日后消失。

Ⅱ度冻伤：伤及真皮浅层，以明显的充血、水肿和水疱为特点，疱液清亮。皮损可以愈合，但可留有长期的感觉神经病变，常伴有明显的冷过敏。深部可出现水肿，剧痛，皮肤感觉迟钝。

Ⅲ度冻伤：包括真皮全层损伤，伴有血疱形成或蜡状、干燥、木乃伊样皮肤。组织丧失，预后不良。

Ⅳ度冻伤：皮肤全层的彻底丧失，包括皮肤、肌肉、肌腱和骨骼的破坏，可导致截肢。

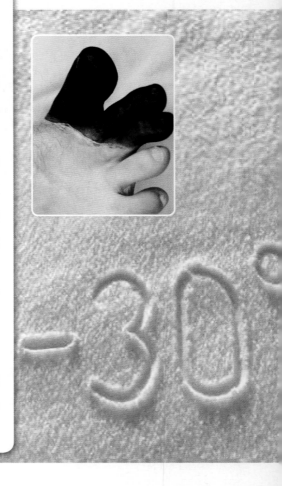

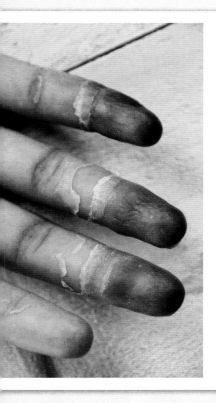

冻疮为什么很痒

当身体较长时间处于低温和潮湿环境时，体表血管痉挛，血液流量减少，造成组织缺血缺氧，细胞受到损伤，产生痒的感觉与组织损伤后释放的组胺有关。如果冻伤不及时处理，三度冻伤时伤及皮肤全层，局部痛感会全部丧失。

哪些部位最容易冻伤

冻伤多发生于末梢血液循环较差的部位和暴露部位以及肢体远端血液循环较差的部位，如手、足趾、鼻、耳郭、面颊等处。其前期症状多为患处刺痛并逐渐发麻、皮肤感觉僵硬，呈现苍白或有蓝色斑点，患处移动困难或迟钝。

自然灾害医学救援

避险和自救

局部冻伤的自我治疗

尽快将局部冻伤的肢体放入温水（40℃左右）中复温，复温的标准是肢体颜色转为正常。为了避免烫伤失去知觉的组织，水温应适宜，能被患者忍受。若被冻伤的肢体肿胀严重，并有炎症，则将健侧肢体放入温水浴中。如双脚冻伤，则将双手放入温水中，可以改善冻伤部位的血液循环。局部的水疱不用挑破，可以自行消退。手指间或足趾间可放置干燥、消毒的敷料，减少皮肤损伤和感染。冻伤后不宜高温烘

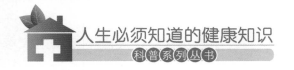
烤，不适宜使用黏性敷料。除此之外，还可以通过抬高受冻肢体、服用止痛药物等来降低疼痛。当皮肤红润柔滑、恢复血色及感觉时，即可停止"加温"的急救护理。

　　受冻后人们经常会采用双手握住冰雪相互摩擦生热的方法，其实，不能用冰块擦拭冻僵的肢体，这会导致组织的进一步损伤，因此绝对不能对受冻肢体进行摩擦。

全身冻伤、肢体冻僵或意识丧失者的救助方法

　　冻伤的治疗原则是迅速复温。尽快将患者移往温暖的环境中，保持患者呼吸道通畅，除去患者湿冷的衣裤及任何束缚物，如戒指、手表等，给予保暖。有条件的可用25~30℃的温水进行淋浴或浸泡10分钟左右，使体温逐渐恢复正常。冻伤的耳鼻或脸，可用温毛巾覆盖。利用软质衣物包裹或轻盖患部，尽可能注意不摩擦或按摩患处，亦不可以辐射热使患处温暖。

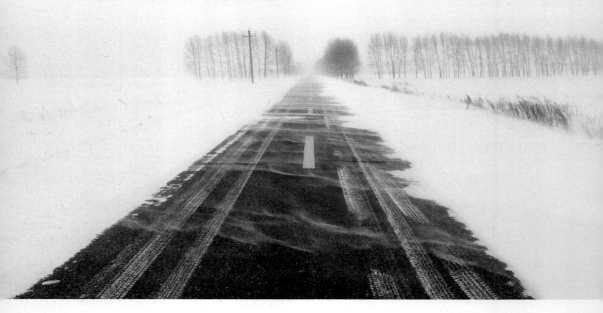

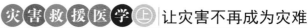

遭遇冰雪灾害的应急要点

老人及体弱者应避免出门；能见度较低时，机动车应减速慢行，并保持车距，转弯时避免急转以防侧滑，踩刹车不要过急过死；发生交通事故后，应在现场后方设置明显标志，以防二次事故的发生；在冰雪路面上行车，可以事先安装防滑链，佩戴有色眼镜或变色眼镜；路过桥下、屋檐等处时，要迅速通过或绕道通过，以免冰凌因融化突然脱落伤人；在道路上撒融雪剂，以防路面结冰；及时组织扫雪。

日常防灾减灾措施

冰雪灾害多发生在山区，一般对人身和工农业生产的直接影响不大，但会对公路交通运输造成巨大影响。为防治冰雪融水对公路造成危害，主要是在河沟内采取适当的拦挡措施，构筑混凝土坝、格栅坝等，一方面可阻挡泥沙碎石出沟，另一方面被拦挡的物体堆积起来后还可起到稳定沟床和沟坡、减少泥沙侵蚀的作用。此外，对经常淤积的桥涵进行适当的工程改造，扩大桥涵孔径，增加排泄能力。

预防冰雪灾害关键是要在作好天气预报的基础上，预先采取防护措施，如疏导牲畜，转移牧民，采取一些保温、防冻措施等。另外，对草场牧区、厂矿企业及道路交通等要进行全面规划，在设置上要布局合理，有利于及时疏导转移。

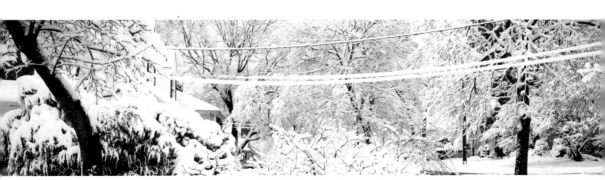

龙卷风

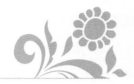

背景知识

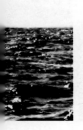

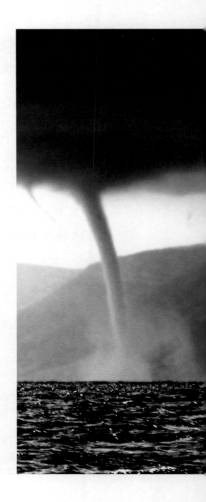

2013年5月20日，一场巨型龙卷风于当天下午袭击了美国俄克拉荷马城南部地区，造成至少51人死亡、120多人受伤。

据报道，这场风速高达每小时320千米的龙卷风当日袭击了俄克拉荷马城南部的穆尔市，造成大面积损失，很多建筑物被摧毁，大片街区沦为废墟。

由于穆尔市的两所小学位于龙卷风经过地带，其中一所小学"遭到龙卷风的直接袭击"。医院收治的120名伤者中包括约70名学生。

什么是龙卷风

龙卷风是一种强烈的小范围空气涡旋，是在极不稳定天气下由两股空气强烈相向对流运动，相互摩擦形成的空气漩涡。这种漩涡造成中心气压很低，从而吸引起地面物体，抛向天空。

龙卷风外貌奇特，其上部是一块乌黑或浓灰的积雨云，下部是下垂且形如象鼻的漏斗状云柱，风速一般在每秒50~100米，有时可达每秒300米。

龙卷风的特点

龙卷风是大气中最强烈的涡旋现象，常发生于夏季的雷雨天气，尤以下午至傍晚最为多见，影响范围虽小，但破坏力极大。龙卷风经过之处，常会发生拔起大树、掀翻车辆、摧毁建筑物等现象。它往往使成片庄稼、成万株果木瞬间被毁，令交通中断，房屋倒塌，人畜生命和经济遭受损失。龙卷风的水平范围很小，直径从几米到几百米，平均为250米左右，最大为1千米左右。在空中直径可有几千米，最大有10千米。极大风速每小时为150~450千米。龙卷风持续时间一般仅几分钟，最长不过几十分钟。

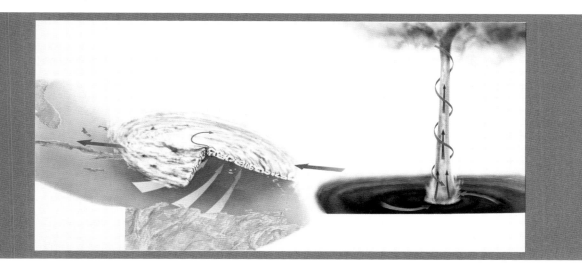

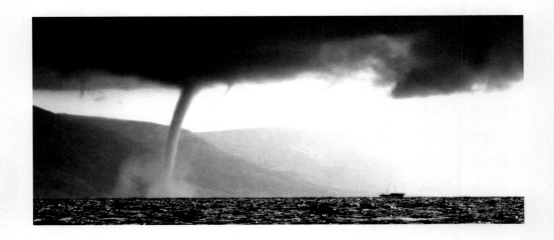

龙卷风的分级

龙卷风按它的破坏程度不同，分为0~5增强藤田级数，简单来说就称为EF级，由1971年芝加哥大学的藤田博士提出。

（1）EF0级：风速在每小时104~137千米，烟囱、树枝被吹断，路标被破坏，较轻的物体被卷起，根系浅的树木倾斜等。

（2）EF1级：风速在每小时138~177千米，屋顶被卷走，活动板房被吹翻，行驶中的汽车被刮出路面等。

（3）EF2级：风速在每小时178~217千米，屋顶和墙壁被刮跑，汽车被吹翻，火车、货车脱轨或被掀翻，大树被连根拔起等。

（4）EF3级：风速在每小时218~266千米，轻的物体刮起来如导弹一般，金属器具被卷走，森林中的大半树木被连根拔起，列车脱轨或被掀翻等。

（5）EF4级：风速在每小时267~322千米，汽车被卷走，一间牢固的房屋被夷为平地等。

（6）EF5级：风速在每小时323~480千米不等，大型建筑物也能刮起，树木刮飞，汽车被卷上数百米高空等。

如何根据天气现象
预测龙卷风

　　在我国龙卷风出现的频率比较低,美国平均一年出现的龙卷风为1500~1600个,中国最多也就十几个。不过发生在中国的龙卷风强度虽不及美国大,但在强风力和小尺度气压差的共同作用下,也可将所到之处的建筑尽毁并"带走"。所以要认真做好防范准备,一旦灾情来临,才能有备无患。出现如下异常天气现象,可预测龙卷风来临:

　　(1)强烈的、连续旋转的乌云。

　　(2)在云层下的地面上,有旋转的尘土和碎片。

　　(3)随着冰雹和雷雨,风向在不断地转变。

　　(4)持久不断的隆隆雷声。

　　(5)掉落在地面上的电线附近有明亮的、蓝绿色的火花。

　　(6)盘旋的底云层。

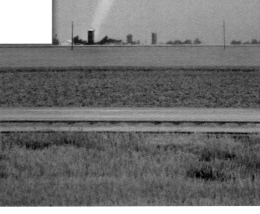

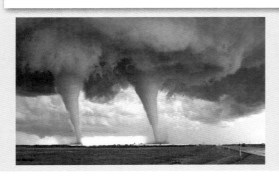

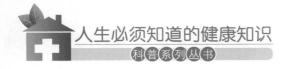
医学救援

一旦发生龙卷风灾情，有关部门将依据已建立的防灾应急预案，组织突击救护队伍，抢救受灾伤病员，并做好灾区的卫生防病工作，防控灾区疾病、疫情的传播、蔓延。与龙卷风预警等级相对应，启动相应的Ⅰ级（特别严重）、Ⅱ级（严重）、Ⅲ级（较重）、Ⅳ级（一般）四级应急响应行动。应急响应级别的确定，以气象部门的龙卷风预警、预报为依据，综合水文部门的预警、预报，充分考虑龙卷风的影响程度、危害程度、发展趋势及防御能力等因素。

Ⅰ级应急响应由市、区三防指挥部组织有关部门、专家会商研判后报市、区人民政府批准后启动；Ⅱ级应急响应由市、区三防指挥部批准后启动；Ⅲ级、Ⅳ级应急响应可根据各地实际由市、区三防指挥部或市、区三防指挥部办公室批准后启动。按照应急响应级别，Ⅰ级应急响应为最高级别响应，其次是Ⅱ级、Ⅲ级，Ⅳ级为最低级响应。每级响应行动包含低级别应急响应的所有内容，相应行动内容包括信息报送与处理、指挥与调度、群众转移与安置、抢险与救灾、安全防护与医疗救护、社会力量动员与参与等。

龙卷风原生灾害导致的伤病主要为各种外伤，外伤轻重程度不一，次生灾害导致的伤病主要为因龙卷风而引起的火灾导致的烧伤、触电、溺水等。

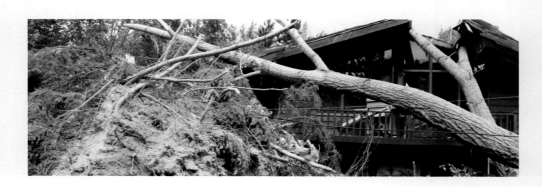

龙卷风救护的注意事项

（1）护送伤员的人员，应向医生详细介绍受伤的经过。如受伤时间、地点，受伤时所受暴力大小，现场场地情况等。凡属高处坠落致伤时还要介绍坠落高度，伤员最先着落部位或间接击伤部位，坠落过程中是否有其他阻挡或转折。

（2）高处坠落的伤员，在已诊有颅骨骨折时，即使伤者当时神志清楚，但若伴有头痛、头晕、恶心、呕吐等症状，仍应劝留医院严密观察。

（3）在楼板倒塌、土方陷落、交通事故中，肢体受到严重挤压后，局部软组织因缺血而呈苍白，皮肤温度降低，感觉麻木，肌肉无力。一般在解除肢体压迫后，应马上用弹性绷带绕受伤肢体，以免发生组织肿胀，还要给以固定少动，以减少毒性分解产物的释放和吸收。在这种情况下的伤肢就不应该抬高，不应该进行局部按摩，不应该施行热敷，不应该继续活动。

（4）胸部受伤的伤员，实际损伤程度常较胸壁表面所显示的损伤面更为严重，有时甚至完全表里分离。如伤员胸壁皮肤完好无伤痕，但已有肋骨骨折存在，甚至还伴有外伤性气胸和血胸，要高度提高警惕，以免误诊，影响救治。在下胸部受伤时，要想到腹腔内脏受击伤引起内出血的可能。

（5）引起创伤性休克的主要原因是创伤后的剧烈疼痛、失血引起的休克以及软组织坏死后的分解产物被吸收而中毒。处于休克状态的伤员要让其安静、保暖、平卧、少动，并将下肢抬高约200毫米，及时止血、包扎、固定伤肢以减少创伤疼痛，尽快送到医院进行抢救治疗。

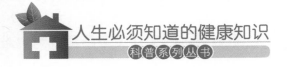
避险和自救

由于龙卷风的风力特别大，具有巨大的破坏作用，龙卷风经过的区域内，房屋等建筑物常会遭受不同程度的破坏，甚至发生倒塌。因此，受龙卷影响地区的群众，尤其是家庭邻里之间在灾后第一时间的自救互救可最大限度减少人员伤亡。要迅速打开一些不是正对龙卷风来向的门窗，但不能全部打开，跨度小的房间要比大房间安全。不要在龙卷风前进的方向迎风躲避，这样极易遭到伤害，被埋压人员要保持清醒头脑，尽快想法脱离险境。如果不能自我脱险，应尽量创造和扩大安全生存空间，减少对身体的挤压，特别是对腹部以上身体部位的压物要清除或移开，加强对头部及口鼻等器官的自我保护，等待救援。救援时要讲究方法，首先应使被救者暴露头部，保持呼吸畅通，如有窒息，应立即进行人工呼吸。其次不可生拉硬扯或

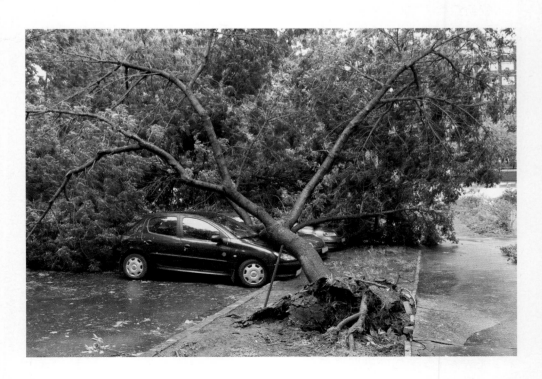

使用利器硬挖被埋者,以免造成进一步的损伤。最后对伤重者及时送医院抢救。在田野空旷处遇到龙卷风时,可选择沟渠、河床等低洼处卧倒或就地蹲下,两手抱膝,胸口紧贴膝盖,尽量低下头以降低身体高度。

日常防灾减灾措施

(1)准备足够的物资。

1)足够的健康安全防护用品和救援设施。

2)足够的防暑降温物资和御寒防冻物资。

3)其他防护物资。

4)合适的摄影或摄像设备,在事故发生时,应摄取现场事态发展的资料。

5)配备保证现场急救基本需要的急救箱,定期检查补充,确保随时可供急救。

(2)在龙卷风多发地域,必须建有坚固的地下或半地下掩蔽安全区。

(3)注重儿童防灾、减灾技能的培养。

(本章编者: 刘亚华 王小路)

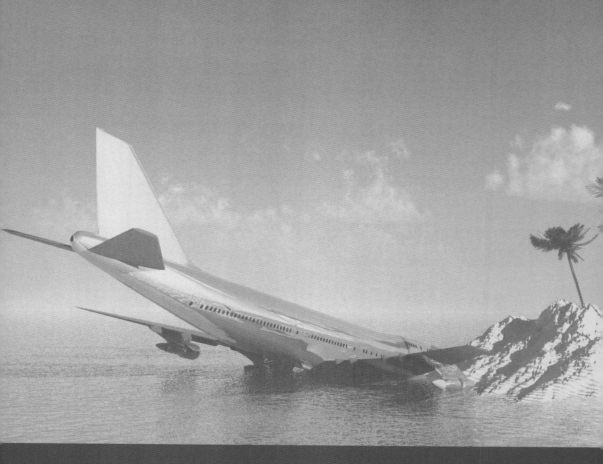

SHIGU ZAINAN
YIXUE JIUYUAN

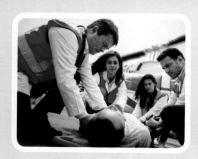
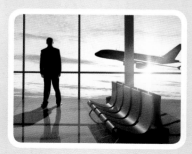
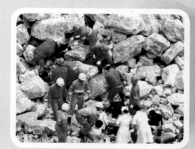

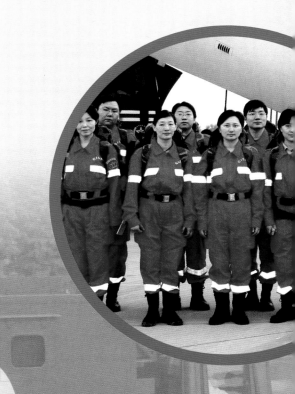

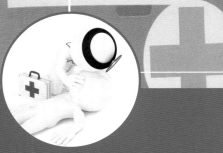

生物检验车

事故灾难
医学救援

火灾事故

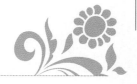

背景知识

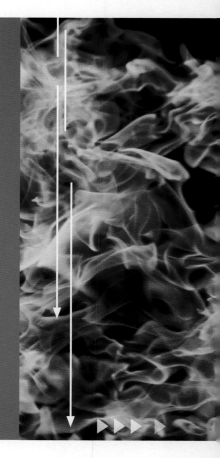

　　2010年11月15日14时，上海余姚路胶州路一栋正在进行节能综合改造的高层住宅外墙施工的脚手架忽然起火且火势迅猛。起火建筑共28层，火势蔓延高度达85米，该建筑为钢筋混凝土结构，建筑面积18472平方米，于1997年12月竣工，1998年3月入住。起火建筑的四周搭满了脚手架，包围着大量的易燃材料——尼龙网，踏脚板则为可燃的竹片板，致使火势迅速向垂直方向和水平方向迅速蔓延，在极短时间形成大面积密集火情。同时，再加上现场施工工地风力较大，风助火势，加速了火灾蔓延。最终灭火救援用了4个多小时，造成53人死亡。绝大多数被"烧死"的人实际上是先烟气中毒窒息、失去行动能力，有的是窒息而死后又遭火烧的。据有关统计，火灾中被浓烟熏死、呛死的人是烧死者的4~5倍。

什么是火灾

　　火灾是指在时间或空间上失去控制的燃烧所造成的灾害。它既可以是因为自然燃烧及意外造成的自然灾害，也可能是疏忽引起及蓄意纵火造成的人为火灾。

引发火灾的常见原因

　　（1）用火不慎：指人们在用火过程中因为个人疏忽，防火意识不强，或者用火安全制度不健全、不落实以及不良生活习惯等造成火灾的行为。

　　（2）电气火灾：指人们在用电过程中违反电器使用安全规定，或者由于电线老化、超负荷用电造成的火灾。

　　（3）违章操作：指违反安全操作规定等造成火灾的行为，如焊接等。

　　（4）放火：指人为蓄意放火造成火灾的行为。

　　（5）吸烟：指由于吸烟时乱扔烟头，卧床吸烟引发火灾的行为。

　　（6）玩火：指儿童、老年痴呆或智障者玩火柴、打火机而引发火灾的行为。

　　（7）自然原因：如雷击、地震、自燃、静电等。

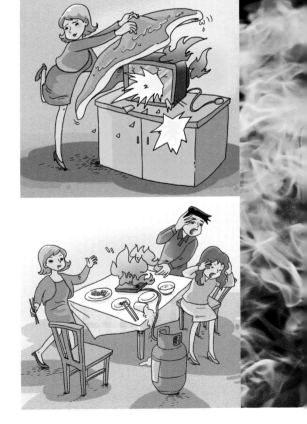

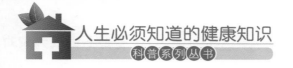
火灾的等级划分

中华人民共和国公安部颁布并于2007年6月1日开始执行的《关于调整火灾等级标准的通知》中指出,火灾等级划分为特别重大火灾、重大火灾、较大火灾和一般火灾四个等级。

(1)特别重大火灾:指造成30人以上死亡,或者100人以上重伤,或者1亿元以上直接财产损失的火灾。

(2)重大火灾:指造成10人以上30人以下死亡,或者50人以上100人以下重伤,或者5000万元以上1亿元以下直接财产损失的火灾。

(3)较大火灾:指造成3人以上10人以下死亡,或者10人以上50人以下重伤,或者1000万元以上5000万元以下直接财产损失的火灾。

(4)一般火灾:指造成3人以下死亡,或者10人以下重伤,或者1000万元以下直接财产损失的火灾。

怎样预知火灾即将来临

火灾有自身的发展变化规律,可分为初期阶段、发展阶段、猛烈阶段、下降阶段、熄灭阶段。

1. 初期阶段(3~5分钟)

火灾初期阶段是物质在起火后的前几分钟,燃烧面积不大,烟气流动速度缓慢,火焰辐射出的能量比较少,周围物品和结构刚开始受热,温度上升不快,但是呈上升趋势。在这个阶段用不多的人力和应急的灭火器材,就能控制火情。

2. 发展阶段(5~10分钟)

火灾发展阶段是由于燃烧强度增大,载热500℃以上的烟气流加上火焰的辐射热作用，使周围可燃物品和结构受热并开始分解，气体对流加强，燃烧面积和燃烧速度成反比。因此在这个阶段需要投入较多的力量和灭火器材，才能将火扑灭。

3. 猛烈阶段（10~15分钟）

火灾猛烈阶段是由于燃烧面积的扩大，大量的热释放出来，空间温度急速上升，使周围可燃物品几乎全部卷入燃烧，火势达到猛烈的程度。这个阶段燃烧强度最大，热辐射最强，温度和烟气对流达到最大限度，不燃材料和结构的机械强度受到破坏，从而发生变形或倒塌。大火突破建筑物外壳，并向周围扩大蔓延，使得这个阶段成为最难扑救的阶段。不仅需要很多的力量和器材扑救火灾，而且要用更多的力量和器材保护周围建筑物和物质，以防止火势蔓延。

4. 下降和熄灭阶段

下降和熄灭阶段是火场火势被控制住以后，由于灭火剂的作用或因燃烧材料已烧至殆尽，火势逐渐减弱直至熄灭。

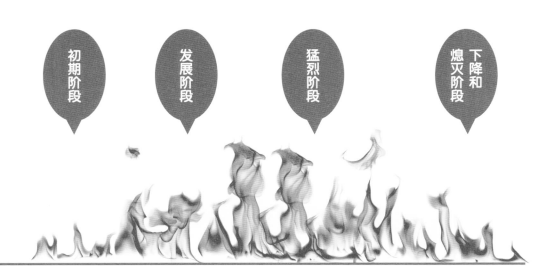

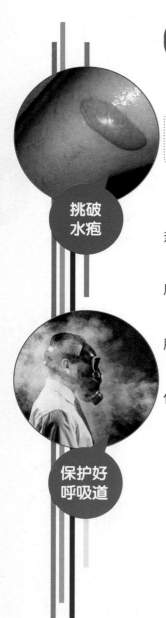

挑破
水疱

保护好
呼吸道

医学救援

火灾灾害导致伤病的主要方式、种类和特点

1. 烧伤深度的判断

（1）Ⅰ度烧伤：伤及表皮层，烧伤部位出现红斑、微肿、灼热、无水疱。

（2）浅Ⅱ度烧伤：伤及真皮及部分生发层，烧伤部位红肿、剧痛、水疱壁薄，基底创面鲜红、渗出多。

（3）深Ⅱ度烧伤：伤及真皮深层，还残留深层的毛囊和汗腺，烧伤部位水疱壁厚或者无水疱，局部水肿明显，痛觉减弱。

（4）Ⅲ度烧伤：伤及皮肤全层及皮下、肌肉、骨骼，烧伤部位创面苍白、焦黄甚至碳化，皮下静脉栓塞，痛觉消失。

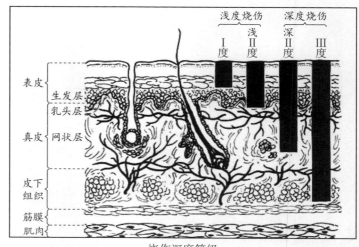

烧伤深度等级

124

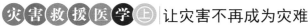

2. 烫伤水疱要挑破

烧烫伤引起的水疱是需要挑破的,否则会造成化脓感染,同时还会影响创面对药物的吸收,对伤口恢复极其不利。小水疱用消毒针头低位挑破,把水放干;大水疱可用消毒剪刀剪开一个口,把水放干。水疱挑破后疱皮切记不要剪掉,更不能用手撕掉,因为泡皮能够起到保护创面,防止伤口感染发炎的作用。

3. 比皮肤更娇嫩的呼吸道

皮肤不是火灾现场的唯一受害者,比皮肤更娇嫩的是我们的呼吸道。火灾常见的吸入性损伤是指伤者在火灾时吸入大量高温、有毒烟雾、粉尘颗粒以及化学物质,造成从鼻到肺整个呼吸道的损伤。伤者出现缺氧、干咳、咽喉和胸口疼痛、痰液发黑、呼吸困难等症状。因此,火灾造成吸入性损伤的因素有窒息、热损伤和化学损伤。随着石油化工制品在建筑、室内装潢以及其他日常生活中的广泛应用,这类物品燃烧后所造成的吸入性化学损伤发病率明显升高,并常伴有广泛的全身中毒现象,在烧伤患者中吸入性损伤的发病率高达32%~38%。

威胁生命的皮肤组织烧伤

火灾现场,各种燃烧物燃烧后释放大量的热量,首先会烧伤体表的皮肤及皮下组织,轻者只是皮肤发红或起水疱,重者皮肤坏死剥脱且有皮下组织碳化。这些损伤还只是表面现象,如果是重度烧伤,就会累及全身各器官组织,产生一系列的问题,如休克、感染、电解质紊乱等,进一步可能发展至心、肾、呼吸、凝血等多系统的衰竭,最终危及人的生命。有的大面积烧伤患者还面临着为改善肢体功能、提高生活质量而进行的多次植皮手术的挑战。

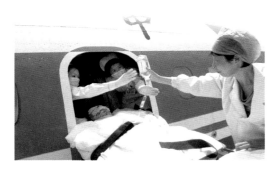

医学救援队的主要措施

（1）尽快脱去着火或沸液浸渍的衣服，特别是化纤衣服，以免着火衣服或衣服上的热液继续作用，使创面加大加深。

（2）用水将火浇灭，或跳入附近水池、河沟内。

（3）迅速卧倒后，慢慢在地上滚动，压灭火焰。伤员衣服着火时不要站立、奔跑、呼叫，以防增加头面部烧伤或吸入性损伤。

（4）迅速离开密闭和通风不良的现场，以免发生吸入性损伤和窒息。

（5）用身边不易燃的材料，如毯子、大衣、棉被等迅速覆盖着火处，使其与空气隔绝而灭火。

（6）热力烧伤后及时冷疗能阻止热力继续作用而使创面加深，并可减轻疼痛、减少渗出和水肿。因此如有条件，热力烧伤患者宜尽早进行冷疗，越早效果越好。

（7）酸碱烧伤的严重程度除酸碱的性质和浓度外，多与接触时间有关。因此无论何种酸碱烧伤，均应立即用大量清洁水冲洗至少30分钟以上，一方面可冲淡和清除残留的酸碱，另一方面作为冷疗的一种方式，可减轻疼痛。注意开始用水量即足够大，迅速将残余酸碱从创面冲尽。头面部酸碱烧伤时，应首先注意眼部，尤其是角膜有无烧伤，并优先予以冲洗。

（8）电烧伤急救时，应立即切断电源，拉开电闸或用不导电的物品（木棒或竹器等）拨开电源，并扑灭着火衣服。在未切断电源以前，急救者切记不要接触伤员，以免自身触电。灭火后，如发现伤员呼吸心跳停止，应在现场立即进行体外心脏按压和口对口人工呼吸抢救，待心跳和呼吸恢复后，及时转送就近医院做进一步处理；或在继续进行心肺复苏的同时，将伤员迅速转送到最近的医院进行处理。

自我保护

家庭失火怎么办

　　家庭失火的处理原则是"科学自救，迅速报警"。要做到科学自救，首先是保持沉着冷静，控制扩大火情的危险因素。

　　（1）炒菜油锅着火，忌水浇，以防燃着的油溅出来，引燃厨房中的其他可燃物。应迅速盖上锅盖灭火，如没有锅盖，可将切好的蔬菜倒入锅内灭火。

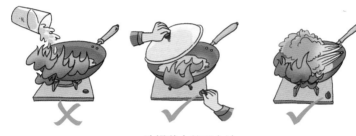

油锅着火处理办法

　　（2）电器起火，先切断电源，再用湿棉被或湿衣物将火压灭。如电视机起火，为防止显像管爆炸伤人，灭火时要特别注意从侧面靠近电视机。

　　（3）酒精火锅加添酒精时突然起火，可用茶杯盖或小菜碟等盖在酒精罐上灭火。

　　（4）液化气罐着火，除可用浸湿的被褥、衣物等捂住之外，还可将干粉或苏打粉用力撒向火焰根部，在火熄灭的同时关闭阀门。

　　（5）身上着火时，不要奔跑，可就地打滚或用厚重的衣物压灭火苗。

　　（6）逃离火灾现场时，应用湿毛巾或尿液浸泡过的毛巾捂住口鼻，尽量使身体贴近地面，背向烟火方向迅速离开。

　　（7）逃生通道被切断、短时间内无人救援时，为防止烟火侵入，应关紧迎火门窗，用湿毛巾、湿布堵塞门缝，用水淋透房门。

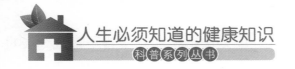

（8）善用通道，莫入电梯。因供电系统会随时断电，电梯失控或被卡在空中的可能性极大。而且电梯无法防烟，不利呼吸。

在科学自救的同时，迅速报警，清楚告知火灾位置、火灾原因、火势大小等情况。

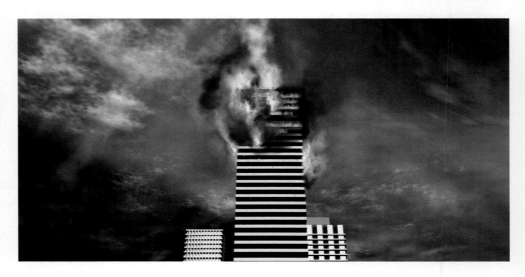

高楼失火怎么办

高层建筑发生火灾不容易逃生，救援困难，而且因逃生人员较多，慌乱中阻塞通道，容易造成互相践踏的惨剧。

（1）及时扑救：利用各楼层的消防器材扑灭逐渐蔓延的火势。

（2）向下逃生：火势向上蔓延，采用湿棉被等物做掩护快速向楼下有序撤离。

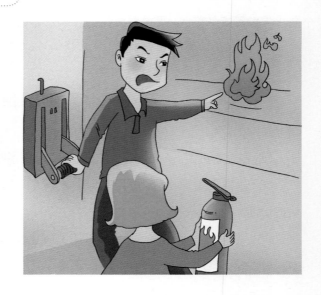

（3）隔离火势：逃生者离开房间以后，随手关门，控制火焰、浓烟于一定的空间内。

（4）理性逃生：在火势越来越大，不能立即扑灭，有人被围困的危险情况下，应尽快设法脱险。应用衣服遮掩口鼻，放低身体姿势，浅呼吸，快速、有序地向安全出口撤离。还要注意，在慌乱的人群中，千万不要使自己的身体靠在墙上或被挤到墙壁或栅栏的旁边，要尽快走近通道；如果被挤倒，人群从身上踩过，应双手抱着后脑勺，两肘支地，胸部稍离地面，以免造成窒息。

（5）寻求救援：被火围困暂时无法逃离的人员，应尽量待在阳台、窗口等易于被人发现并且能够避免火烧近身的地方。充分暴露自己，这样才能引起救援者的注意。

（6）靠墙躲避：因为消防人员进入室内救援时，大都是沿墙壁摸索行进的。

（7）房间内躲避：晚上听到报警，首先应该用手背去接触房门，假如用手摸房门已感到烫手，可采取创造避难场所、固守待援的办法。接下来应关紧迎火的门窗，打开背火的门窗，用湿毛巾、湿布塞堵门缝或用水浸湿棉被蒙上门窗，然后不停用水淋透房门，防止烟火渗入，安静地在房内等候，直到救援人员到达。

（8）沿楼梯逃生：发生火灾时，不能乘电梯，因为电梯随时可能发生故障或被火烧坏；应沿防火安全疏散楼梯朝底楼跑。

（9）其他：如果楼梯一旦被烧断，似乎陷入"山穷水尽"的绝境，其实不然。可以通过以下方法进行自我保护：从窗户旁边安装的排水管道往下爬，但要注意察看管道是否牢固，防止攀附上去后管道分离脱落造成伤

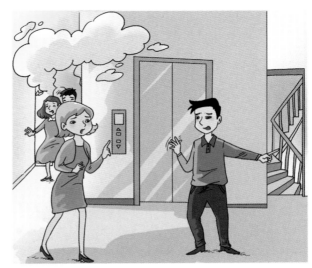

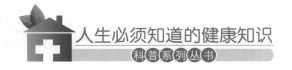

亡；将床单撕开连结成绳索，一头牢固地系在窗框上，然后顺绳索滑下去；楼房的平屋顶是比较安全的处所，也可以到那里暂时避难；从突出的墙边、墙裙和相连接的阳台等部位转移到安全区域；到未着火的房间内躲避并呼救求援；跳楼是最不可取的逃生方式。但如果你被困在二层楼上，迫不得已则可采用双手扒住窗户或阳台边缘，将两脚慢慢下放，双膝微曲往下跳的方法。

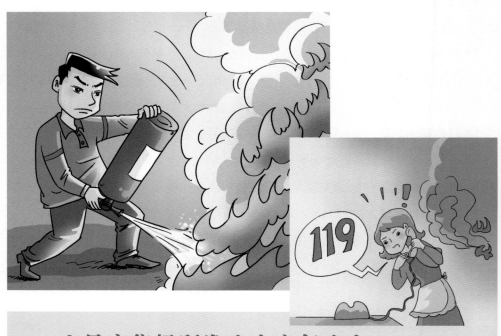

人员密集场所发生火灾怎么办

　　如果酒店、电影院、超市、体育馆等人员密集场所发生火灾，而你正身处其中，该怎么办呢？可以遵循"及时求救、灭火防烟、有序疏散"的原则，即发现火情，立即拨打"119"火警电话；火势刚起时，可以运用平时学到的消防灭火知识，使用附近的消防器材灭火；火势蔓延，一定要冷静自救，采取防范浓烟的安全姿势，自觉进行有序的疏散。

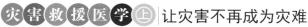

汽车失火怎么办

除了人为纵火外，很多原因都可以引起汽车的自燃失火，比如漏电、漏油、不当的改装和使用等。夏天是汽车自燃事故发生率较频繁的季节。据消防部门的相关统计，每年5月至9月汽车自燃事故最为集中，而且70%以上发生在行驶途中。在起火的汽车中，轿车、面包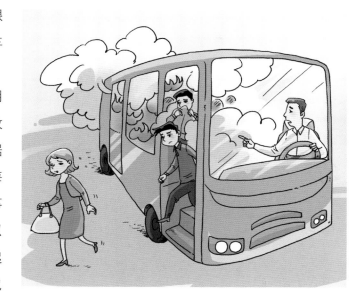车、小货车就占了八成左右。汽车失火不仅毁损车辆、严重影响交通秩序，更重要的是威胁到了司机和乘车人员的生命安全。如果发生起火事件，自救的方法如下：

（1）汽车发动机起火：迅速停车，切断电源，人员下车，利用随车灭火器，扑灭火焰。

（2）车厢货物起火：立即将汽车驶离重点要害地区或人员集中场所，并迅速报警。同时，用随车灭火器扑救。周围群众应远离现场，以免发生爆炸时受到伤害。

（3）汽车加油过程中起火：立即停止加油，迅速将车开出加油站（库），用随车灭火器或加油站的灭火器以及衣服等将油箱上的火焰扑灭；如果地面有流散的燃料时，应用库区灭火器或沙土将地面火扑灭。

（4）公共汽车在运营中起火：由于车上人多，要特别冷静果断，首先应考虑到救人和报警，视着火的具体部位而确定逃生和扑救方法。如着火的部位是公共汽车的发动机，驾驶员应开启所有车门让乘客下车后再组织扑火。如果着火部位在汽车中

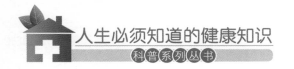
间，驾驶员开启车门后，乘客应从两头车门下车，驾驶员和乘车人员再扑火、控制火势。如果车上线路被烧坏，车门不能开启，乘客可从就近的窗户下车。如果火焰封住了车门，车窗因人多不易下去，可用衣物蒙住头从车门处冲出去。

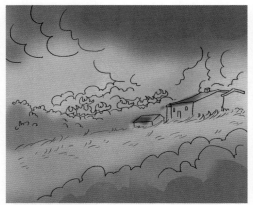

山林着火如何脱险

辨别风向、风力以及火势的大小，选择逆风或与风向垂直的逃离路线。如果风大，火势猛烈，并且距人较近，可以选择崖壁、沟洼处暂时躲避，待风小、火小时再脱身。不要顺风跑，因为风速、火速要比人跑得快。

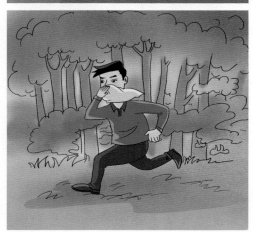

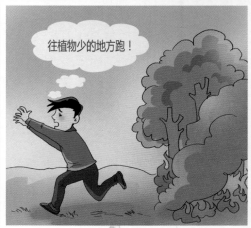

往植物少的地方跑！

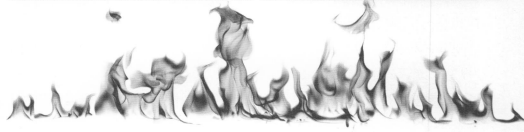

身上着火了，怎样自救互救

（1）不要盲目乱跑，也不能用手扑打：应该扑倒在地来回打滚，或跳入身旁的水中。如果衣服容易撕开，也可以用力撕脱衣服。营救人员可往着火人身上泼水，帮助撕脱衣服等，但不可以将灭火器对着人体直接喷射，以防化学感染。

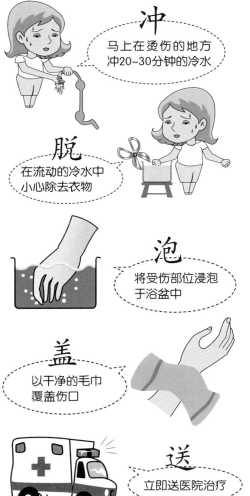

冲
马上在烫伤的地方冲20~30分钟的冷水

脱
在流动的冷水中小心除去衣物

泡
将受伤部位浸泡于浴盆中

盖
以干净的毛巾覆盖伤口

送
立即送医院治疗

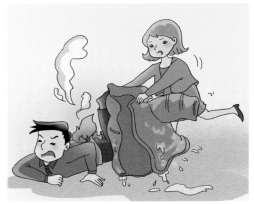

（2）口服补液，预防休克：身上的火灭了，则要尽早给伤者口服淡盐水，少量多次，但如发生呕吐、腹胀等，应停止口服。

（3）保护创面：在火场，对于烧伤创面一般可不做特殊处理，有水疱者不要弄破，也不要将疱皮撕去，以减少创面受污染的机会。

（4）烧伤冷疗：可使局部迅速降温，终止热力的继续损伤，既可避免创面继续加深，使创面愈合时间缩短，还可减轻组织水肿程度。伤后立即冷疗，

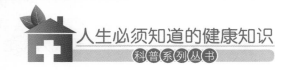
可减少损害微血管活性物质的释放；伤后3小时的延迟性冷疗仍可明显地抑制组织水肿。冷疗还可以有效地缓解疼痛，接近0℃水的冷疗，止痛作用最为明显。烧伤面积较小者，持续冷疗3~5小时后即可基本解除痛感。但是一旦中断冷疗，痛感可以迅速出现。

（5）迅速送往医院救治：伤员经火场简易急救后，应尽快送往临近医院救治。搬运时动作要轻柔，行动要平稳，以尽量减少伤员痛苦。

危险的逃生方式，这样做不但无法逃生，反而会送命

（1）从进来的原路逃生：这是人们最常见的火灾逃生行为。因为大多数建筑物内部的道路出口一般不为人们所熟悉，一旦发生火灾时，人们总是习惯沿着进来的出入口和楼道进行逃生，当发现此路被封死时，已失去最佳逃生时间。因此，当进入一幢新的大楼或宾馆时，一定要对周围的环境和出入口进行必要的了解，以防万一。

（2）向光亮处逃生：在紧急危险情况下，人们总是向着有光、明亮的方向逃生。而这时的火场中，光亮之地正是火魔肆无忌惮地逞威之处。

（3）盲目跟着别人逃生：当人的生命突然面临危险时，极易因惊慌失措而失去正常的判断思维能力，第一反应就是盲目跟着别人逃生。常见的盲目追随行为有跳窗、跳楼，逃进厕所、浴室、门角等。克服盲目追随的方法是平时要多了解与掌握一定的消防自救与逃生知识，避免事到临头没有主见。

（4）从高处往低处逃生：特别是高层建筑一旦失火，人们总是习惯性地认为：只有尽快逃到一层，跑出室外，才有生的希望。殊不知，盲目朝楼下逃生，可能自投火海。因此，在发生火灾时，有条件的可登上房顶或在房间内采取有效的防烟、防火措施，等待救援。

（5）冒险跳楼逃生：火灾时选择的逃生路线被大火封死，火势愈来愈大、烟雾愈来愈浓时，人们就很容易失去理智。此时，人们也不要跳楼、跳窗等，而应另找出路，万万不可盲目采取冒险行为。

（6）火场逃生八忌：一忌惊慌失措；二忌盲目呼喊；三忌贪恋财物；四忌乱开门窗；五忌乘坐电梯；六忌随意奔跑；七忌方向错误；八忌轻易跳楼。

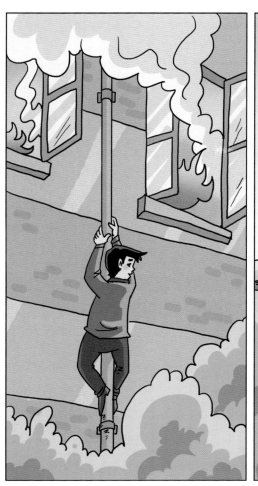
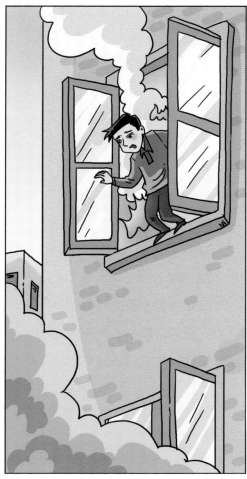

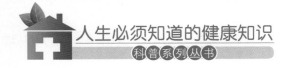

日常防灾减灾措施

家庭防火小常识

家庭防火对每位家庭成员都至关重要，并有切身利益。究其原因，这类火灾主要源于人的因素，因此，必须做好居家防火，提高家庭成员的整体消防意识，防患于未然。

（1）安全用电，人走断电，大功率电器时不使用劣质接线板，不乱接电线。

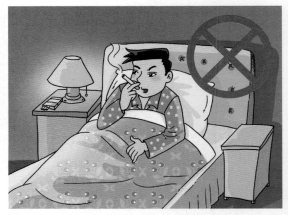

安全用火，不卧床吸烟

（2）安全用火，不卧床吸烟，不乱扔烟头，教育孩子不可玩火。

（3）有备无患，家庭应备火灾逃生"四件宝"：家用灭火器、应急逃生绳、简易防烟面具、手电筒，并把它们放在随手可取的位置。

（4）保持逃生通道畅通，切勿在走廊、楼梯口等处堆放杂物，保证通道和安全出口的畅通。

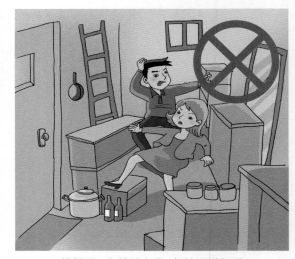

楼梯道口勿堆放杂物，保持通道畅通

火灾的危害性具体体现

(1)火灾会造成惨重的直接财产损失和经济损失。

(2)火灾会造成牵一发而动全身的间接财产损失，并且这种损失往往是直接财产损失的数十倍。

(3)火灾可能会造成大量的人员伤亡。

(4)火灾会造成生态和环境的破坏。

(5)火灾会造成不良的社会政治影响。

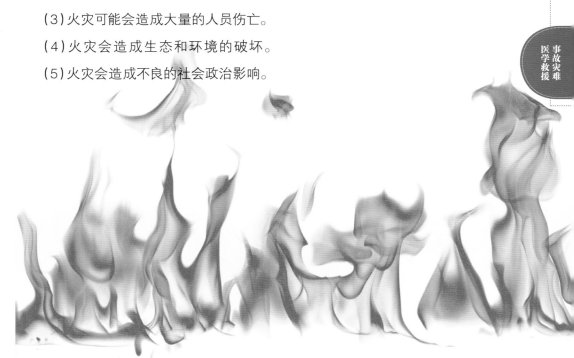

火灾发生后应如何报警

(1)拨打"119"火警电话报警。

(2)自行到消防队报警。

(3)大声呼喊报警。

(4)使用有线广播报警。

(5)通过社交工具(微博、微信、QQ等)报警。

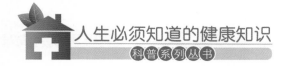
灭火的方法

（1）冷却法灭火：是将灭火剂（或水）直接喷洒在燃烧的物体上，使可燃物质的温度降低到燃点以下，从而使燃烧停止。如：用冷水、灭火器灭火。

（2）隔离法灭火：是将燃烧物与附近的可燃物隔离或分散开，使燃烧停止。比如火灾中搬走火源附近的可燃物。

（3）窒息法灭火：是使燃烧物质因缺少或断绝氧气而熄灭。运用此方法灭火时，可以采用石棉被、湿棉被、湿帆布等盖在燃烧物体上等。

（4）抑制法灭火：就是使灭火剂参与燃烧链式反应，使燃烧过程中产生的自由基快速消失，进而使燃烧熄灭。

灭火器的使用

"一提二拉三压四瞄五扫"：

（1）提起灭火器。

（2）拉开安全针（保险针）。

（3）用力握下手压柄。

（4）对准火源的根底部喷射。

（5）左右移动扫射。

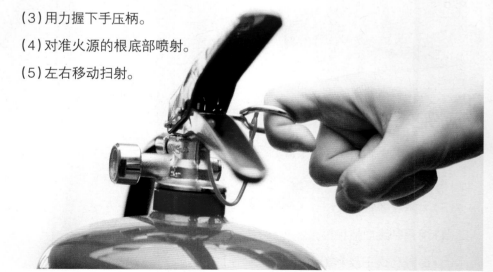

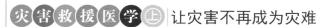

矿山事故

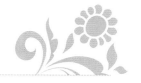

背景知识

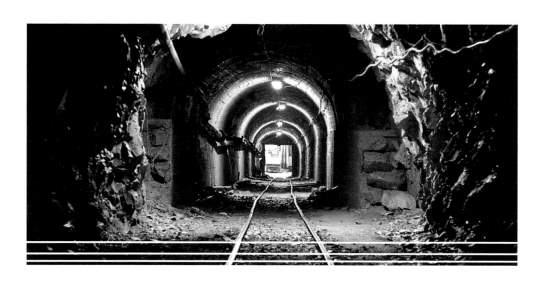

　　2005年2月14日，阜新矿业孙家湾煤矿海州立井发生一起特别重大瓦斯爆炸事故，共造成214人死亡，30人受伤，直接经济损失4968.9万元。2014年11月26日1时31分，恒大煤业公司附近发生1.6级矿震，此后不久公司井下一个工作面的回风顺槽发生事故，经探查初步确认为煤尘燃烧。事故造成区域作业的89名矿工中24人死亡，52人受伤。

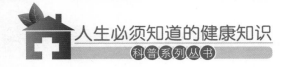
什么是矿山事故

矿山事故是指矿山企业生产过程中，由于不安全因素的影响，突然发生的伤害人身、损坏财物、影响正常生产的意外事件。

常见的矿山事故有哪些

沼气、煤尘爆炸事故；火灾事故；水灾事故；冒顶事故；触电事故；气体中毒或窒息事故。

医学救援

矿井火灾事故救援有何要求

处理矿井火灾应了解以下情况：

（1）起火时间、火源位置、火势大小、涉及范围、遇险人员分布情况。

（2）灾区瓦斯情况、通风系统状态、风流方向、煤尘爆炸性。

（3）巷道围岩、支护状况。

（4）灾区供电状况。

（5）灾区供水管路、消防器材供应的实际状况及数量。

（6）矿井的火灾预防处理计划及其实施状况。

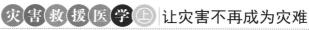

煤与瓦斯突发事故救援的主要任务是什么

发生煤与瓦斯突发事故时,救护队的主要任务是抢救人员和对充满有害气体的巷道进行通风。

救护队进入灾区侦察时,应查清遇险、遇难人员数量及分布情况,通风系统和通风设施破坏情况,突出物的位置和堆积状态,巷道堵塞情况,瓦斯浓度和涉及范围,发现火源立即扑灭。

矿山水灾事故救援的主要任务是什么

矿山发生水灾事故时,救护队的主要任务是抢救受淹和被困人员,恢复巷道通风。

救护队到达事故矿井后,应了解灾区情况、水源、事故前人员分布、矿井有生存条件的地点及进入该地点的通道等,并分析计算被堵人员所在空间体积,氧气、二氧化碳、甲烷浓度,计算出遇险人员最短生存时间。根据水害受灾面积、水量和涌水速度,提出及时增大排水设备能力、抢救被困人员的有关建议。

冒顶事故救援的主要任务是什么

发生冒顶事故后,救护队应配合现场人员一起救助遇险人员。如果通风系统遭到破坏,应迅速恢复通风。当瓦斯和其他有害气体威胁到抢救人员的安全时,救护队应抢救人员和恢复通风。

在处理冒顶事故前,救护队应向冒顶区域的有关人员了解事故发生原因、冒顶区域顶板特性、事故前人员分布位置,检查瓦斯浓度等,并实地查看周围支架和顶板情况,在危及救护人员安全时,首先应加固附近支架,保证退路安全畅通。

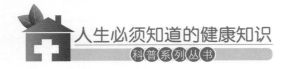

淤泥、黏土和流沙溃决事故救援的主要任务是什么

处理淤泥、黏土和流沙溃决事故时，救护队的主要任务是救助遇险人员，加强有毒、有害气体检查，恢复通风。

溃出的淤泥、黏土和流沙如果困堵了人员，应用呼喊、敲击等方法与他们取得联系，并及时采取措施输送空气、饮料和食物。在进行清除工作的同时，寻找最近距离掘小巷接近他们。

发生矿山事故时，如何进行现场急救

矿井发生水灾、火灾、爆炸、冒顶等事故后，可能会出现中毒、窒息、外伤等伤员，在场人员对这些伤员应根据伤情进行合适的处理与急救。

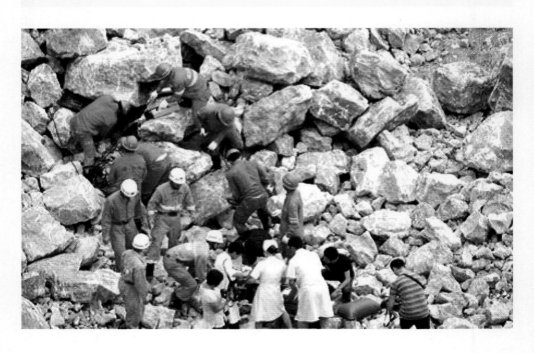

避险和自救

对外伤人员怎样急救

1. 对烧伤人员的急救

（1）尽快扑灭伤员身上的火，缩短烧伤时间。

（2）检查伤员呼吸和心跳情况，检查是否合并有其他外伤、有害气体中毒、内脏损伤和呼吸道烧伤等。

（3）要防止休克、窒息和疮面污染。伤员发生休克或窒息时，可进行人工呼吸等急救。

（4）用较干净的衣服把伤面包裹起来，防止感染。在现场除化学烧伤可用大量流动的清水冲洗外，对疮面一般不作处理，尽量不弄破水疱以保护表皮。

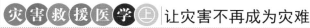

（5）把重伤员迅速送往医院。搬运伤员时，动作要轻柔，行进要平稳。

2. 对出血人员的急救

对出血伤员抢救不及时或不恰当，就可能使伤员流血过多而危及生命。出血较多者，一般表现为脸色苍白，出冷汗、手脚发凉，呼吸急促。对这类伤员要尽快有效地止血，然后再进行其他急救处理。止血的方法随出血种类的不同而不同。对毛细血管和静脉出血，用纱布、绷带（无条件时，可用干净布条等）包扎伤口即可；大的静脉出血可用加压包扎法止血；对于动脉出血应采用指压止血、加压包扎止血或止血带止血法。

3. 对骨折人员的急救

对骨折人员首先用毛巾或衣服作衬垫，然后根据现场条件用木棍、木板、竹板等材料做成临时夹板，对受伤的肢体临时固定后，抬运升井，送往医院。

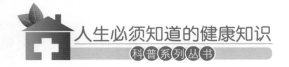

对溺水者怎样急救

发生水灾后，应首先抢救溺水人员。人员溺水时，由于水大量地灌入人的肺部，可造成呼吸困难而窒息死亡。所以，对溺水人员应迅速采取下列急救措施：立即将溺水者救至安全、通风、保暖的地点，首先清除口鼻内的异物，确保呼吸道的通畅。将救起的伤员俯卧于救护者屈曲的膝上，救护者一腿跪下，一腿向前屈膝，使溺水者头向下倒悬，以利于迅速排出肺内和胃内的水，同时用手按压背部做人工呼吸。

（1）把溺水者从水中救出后，要立即送到比较温暖和空气流通的地方，脱掉湿衣服，盖上干衣服，不使受凉。

（2）立即检查溺水者的口鼻，如果有泥沙等污物堵塞，应迅速清除，擦洗干净，以保持呼吸道通畅。

（3）使溺水者取俯卧位，用木料、衣服等垫在溺水者肚子下面；或将左腿跪下，把溺水者的腹部放在救护者的右侧大腿上，使头朝下，并压其背部，迫使其体内的水由气管、口腔流出。

（4）上述方法控水效果不理想时，应立即做俯卧压背式人工呼吸或口对口吹气式人工呼吸，或体外心脏按压。抢救工作不要间断，直至出现自主呼吸才可停止。心跳停止时，应立即采取心肺复苏术。

（5）呼吸恢复后，可在四肢进行向心按摩，促使血液循环的恢复；神志清醒后，可给热开水喝。

（6）经过抢救后，应立即转运至医院进行综合治疗。

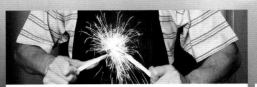

对触电者怎样急救

（1）立即切断电源。

（2）迅速观察伤员的呼吸和心跳情况。如发现已停止呼吸或心音微弱，应立即进行人工呼吸或体外心脏按压。若呼吸和心跳都已停止时，应同时进行人工呼吸和体外心脏按压。

（3）对触电者，如发现有其他损伤（如跌伤、出血等），应作相应的急救处理。

怎样抢救昏迷伤员

（1）立即将伤员撤至安全、通风、保暖的地方，使其平卧，或两头抬高30°，以增加血流的回心量，改善脑部血流量。解松衣扣，清除呼吸道内的异物，可给热水喝。呕吐时头应偏向一侧，以免呕吐物吸入气管和肺内。

（2）可针刺或指掐人中、内关、合谷、十宣等穴位，以促其苏醒。

（3）迅速转送至医院进行救治。

怎样抢救有害气体中毒的伤员

（1）当感到有刺激性气体、臭鸡蛋气味等有毒气体中毒症状产生时，除应立即向调度室汇报外，所有人员应立即戴好防护装置，迅速将中毒人员抬离现场，撤到通风良好而又比较安全的地方，并就地立即进行抢救。

（2）对中度、重度中毒的人员应立即给予吸氧、保暖，严重窒息者，应在给予吸氧的同时进行人工呼吸。

（3）有因喉头水肿致呼吸道阻塞而窒息者，医疗救护人员应迅速用环甲膜穿刺术，以确保呼吸道畅通。

（4）若呼吸和心跳停止时，应立即进行心肺复苏。

（5）对昏迷伤员可予针灸，针刺人中、内关、合谷等穴位，以促其苏醒。

（6）快速将伤员转送至医院进行综合救治。

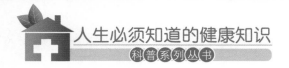

 空 难

背景知识

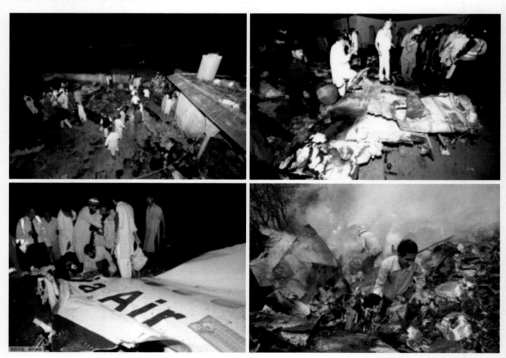

（图片来源：中新网）

　　2012年4月20日，巴基斯坦一架波音737客机于当地时间17时（北京时间20时）从南部城市卡拉奇起飞，原定18时50分（北京时间21时50分）抵达伊斯兰堡国际机场。但客机于当地时间18时40分与控制中心失去联系，在伊斯兰堡附近坠毁，所载127人全部遇难。现场目击者称，遇难者的尸体和飞机残骸在事故现场四处散落。赶来的救援人员表示，飞机坠毁后燃起大火，整架飞机彻底被毁，"飞机上的人没有任何生存可能。"当地警方也证实，"失事飞机上无人能够生还，除非奇迹发生。"巴基斯坦媒体表示，飞机坠毁可能由于天气恶劣，降落时能见度太低所致。事发时伊斯兰堡附近正下暴雨。巴基斯坦警方称，客机失事地点离高速公路只有3千米，紧急救援队赶往失事地点，巴基斯坦军方也接到命令到客机失事地点进行营救。在收到民用飞机坠毁的消息后，伊斯兰堡及邻近拉瓦尔品第地区的所有医院处于戒备状态。

什么是空难

　　空难是指由于不可抗拒的原因或人为因素造成的飞机失事，并由此带来灾难性的人员伤亡和财产损失。通常与"空难"意义相同的词汇还有"飞机坠落事件"或"坠机事件"。汉语中对各种飞行器包括各种载人航空飞行器在起飞、飞行或降落过程中，或载人航天飞行器在起飞、空中飞行或降落过程中，由于人为因素或不可抗拒的原因导致的灾难性损失，对此类事件统称为空难，如对美国哥伦比亚号航天飞机的失事有时称为"哥伦比亚空难"。

哪些原因可能引发空难

　　对1950年以来的1300多次重大航空事故原因的统计表明，由飞行员失误（包括与天气或机械故障相关的）导致的空难占50%；由其他人为原因，如空中交通管制员责任、飞机装载不当、燃油准备不足、保养维护不当导致的空难占6%；由天气，如雷击、闪电、大雾、冰雹导致的空难占12%；由机械故障，如发动机故障、液压失灵、油箱起火导致的空难占22%；由于意外破坏，如撞鸟、电磁波影响、被安装爆炸装置、劫机等原因导致的空难占9%；而剩下的1%则可能是我们难以解释的原因，如神秘失踪等。值得一提的是，由于现代民航对于所有可预见的意外因素都准备了有效的应急设备和措施，单一因素造成事故对于民航来说几乎不可能，因此航空事故绝大多数是一连串的小概率事件同时发生才造成的。统计表明，约90%的航空事故都有人为失误的因素，近年来国际恐怖袭击客机事件也成为造成重大空难事故的原因之一。

用什么来衡量空难事故的严重程度

空难事故在灾害的分类上归属于人为灾害，它具备灾害必备的两大基本特性：突发性和群发性。如何衡量空难事故的严重程度目前还没有统一的定论，依据经济损失、人员伤亡、社会影响等不同角度有不同的衡量标准。有人认为受灾人数在50人以上才算是空难灾害，另有人按受灾人数的多少将灾害分为小灾、中灾和大灾。小灾为25~100人，中灾为100~1000人，大灾为1000人以上，这种按伤亡人数衡量的方法对指导灾害急救还是很有实际价值的。

目前对空难事故认识有哪些误区

目前民众对空难事故认识的误区主要有：

（1）外出从来不乘飞机，空难事故与自己无关。

（2）空难纯属意外事件，是无法预防的。

（3）由于空难事故发生的突然性和严重性，事故一旦发生，机上人员自救互救效果有限甚至完全无法自救，只能坐以待毙。

（4）近年来空难事故发生更为频繁，对选择飞机出行感到恐惧。

（5）自己不是专业救护人员，在救援人员还未赶到现场的情况下，不敢自行组织现场救治。

空难离我们遥远吗

　　随着我国经济社会的发展，民航运输能力不断提升，据中国公路网报道，2014年，航班正点率不断提高，预计全年完成运输总周转量742亿吨公里、旅客运输量3.9亿人次和货邮运输量591万吨，同比增长10.4%、10.1%和5.3%。根据荷兰航空安全网络统计，2014年死于空难的人数为1024人。大中城市生活节奏加快，乘飞机出行成了节省出行时间、提高工作效率的不二选择。虽然我们不能仅通过媒体的密集报道就错误地认为乘飞机出行越来越不安全，但是由于各种不确定因素的存在，空难离我们并不遥远。俗话说，有备而无患，只有在日常生活中了解空难相关的基本知识，掌握基本的自救互救措施，才能在危机时刻更好地帮助他人，挽救自己。

怎样预知空难灾害即将来临

　　飞机在出现一般故障前，乘务人员会向乘客发出警告，乘客在乘机时应该特别留意飞机中的广播信息，如遇重大突发事故，飞机失事十分突然，乘务人员往往来不及向旅客发出警告，乘客应懂得飞机失事的各种预兆：①机身颠簸；②飞机急剧下降；③舱内出现烟雾；④舱外出现黑烟；⑤发动机关闭，一直伴随着的飞机轰鸣声消失；⑥在高空飞行时一声巨响，舱内尘土飞扬，这是机身破裂舱内突然减压所致。

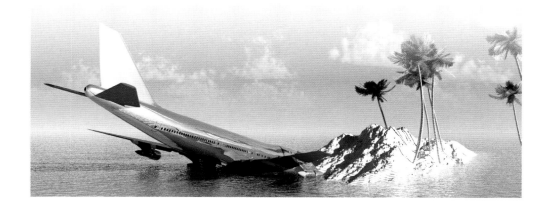

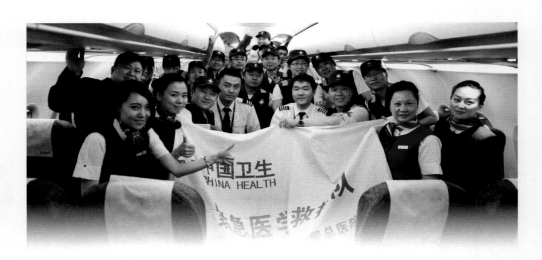

医学救援

参加空难灾害的医学救援组织机构有哪些

空难发生时,国家医疗卫生救援组织机构负责医学救援任务,包括:各级卫生行政部门成立的医疗卫生救援领导小组、专家组、医疗卫生救援机构和现场医疗卫生救援指挥部。其中医疗卫生救援机构指各级各类医疗机构,包括医疗急救中心(站)、综合医院、专科医院、化学中毒和核辐射事故应急医疗救治专业机构、疾病预防控制机构和卫生监督机构。根据灾害严重程度有国际救援队、国家救援队、当地各级行政部门救援队、民间志愿者救援队等参与救援。

1. 卫生救援领导小组

国务院卫生行政部门成立突发公共事件医疗卫生救援领导小组,领导、组织、协调、部署特别重大突发公共事件的医疗卫生救援工作。国务院卫生行政部门卫生应急办公室负责日常工作。省、市(地)、县级卫生行政部门成立相应的突发公共事件医疗卫生救援领导小组,领导本行政区域内突发公共事件医疗卫生救援工作,承担各类突发公共事件医疗卫生救援的组织、协调任务,并指定机构负责日常工作。

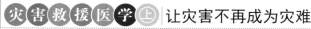

2. 专家组

各级卫生行政部门应组建专家组，对突发公共事件医疗卫生救援工作提供咨询建议、技术指导和支持。

3. 医疗卫生救援机构

各级各类医疗机构承担突发公共事件的医疗卫生救援任务。其中，各级医疗急救中心（站）、化学中毒和核辐射事故应急医疗救治专业机构承担突发公共事件现场医疗卫生救援和伤员转送；各级疾病预防控制机构和卫生监督机构根据各自职能做好突发公共事件中的疾病预防控制和卫生监督工作。

4. 现场医疗卫生救援指挥部

各级卫生行政部门根据实际工作需要在突发公共事件现场设立现场医疗卫生救援指挥部，统一指挥、协调现场医疗卫生救援工作。

空难发生时，医学救援行动如何响应

根据空难事件导致人员伤亡和健康危害情况，医疗卫生救援分为特别重大（Ⅰ级）、重大（Ⅱ级）、较大（Ⅲ级）和一般（Ⅳ级）4级。空难发生时，医疗卫生应急救援实行分级响应机制。

1. Ⅰ级响应行动

国务院卫生行政部门接到关于医疗卫生救援特别重大事件的有关指示、通报或报告后，应立即启动医疗卫生救援领导小组工作，组织专家对伤病员及救治情况进行综合评估，组织和协调医疗卫生救援机构开展现场医疗卫生救援，指导和协调落实医疗救治等措施，并根据需要及时派出专家和专业队伍支援地方，及时向国务院和国家相关突发公共事件应急指挥机构报告和反馈有关处理情况。凡属启动国家总体应急预案和专项应急预案的响应，医疗卫生救援领导小组按相关规定启动工作。

事件发生地的省（区、市）人民政府卫生行政部门在国务院卫生行政部门的指

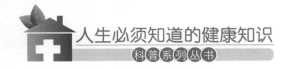

挥下，结合本行政区域的实际情况，组织、协调开展突发公共事件的医疗卫生救援。

2. Ⅱ级响应行动

省级卫生行政部门接到关于医疗卫生救援重大事件的有关指示、通报或报告后，应立即启动医疗卫生救援领导小组工作，组织专家对伤病员及救治情况进行综合评估。同时，迅速组织医疗卫生救援应急队伍和有关人员到达突发公共事件现场，组织开展医疗救治，并分析突发公共事件的发展趋势，提出应急处理工作建议，及时向本级人民政府和突发公共事件应急指挥机构报告有关处理情况。凡属启动省级应急预案和省级专项应急预案的响应，医疗卫生救援领导小组按相关规定启动工作。

国务院卫生行政部门对省级卫生行政部门负责的突发公共事件医疗卫生救援工作进行督导，根据需要和事件发生地省级人民政府和有关部门的请求，组织国家医疗卫生救援应急队伍和有关专家进行支援，并及时向有关省份通报情况。

3. Ⅲ级响应行动

市（地）级卫生行政部门接到关于医疗卫生救援较大事件的有关指示、通报或报告后，应立即启动医疗卫生救援领导小组工作，组织专家对伤病员及救治情况进行综合评估。同时，迅速组织开展现场医疗卫生救援工作，并及时向本级人民政府和突发公共事件应急指挥机构报告有关处理情况。凡属启动市（地）级应急预案的响应，医疗卫生救援领导小组按相关规定启动工作。

省级卫生行政部门接到医疗卫生救援较大事件报告后，要对事件发生地突发公共事件医疗卫生救援工作进行督导，必要时组织专家提供技术指导和支持，并适时向本省（区、市）有关地区发出通报。

4. Ⅳ级响应行动

县级卫生行政部门接到关于医疗卫生救援一般事件的有关指示、通报或报告后，应立即启动医疗卫生救援领导小组工作，组织医疗卫生救援机构开展突发公共事件的现场处理工作，组织专家对伤病员及救治情况进行调查、确认和评估，同时向本级人民政府和突发公共事件应急指挥机构报告有关处理情况。凡属启动县级

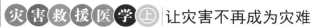

应急预案的响应，医疗卫生救援领导小组按相关规定启动工作。

市（地）级卫生行政部门在必要时应当快速组织专家对突发公共事件医疗卫生救援进行技术指导。

空难灾害导致伤病的主要方式、种类和特点

1. 坠机

坠机如不合并失火、爆炸等其他的损伤，伤情种类主要是机械性损伤，以多发伤多见，涉及全身各脏器与组织。多发性创伤是指多系统、多脏器组织结构的毁损，它使人体完整的生理解剖体系遭到崩解，重要的多脏器生命器官损害或出血，迅速导致伤员死亡。在多发性创伤中，即使每一种创伤本身似乎并不严重或无致命危险，然而，由于合并伤的存在，就使生命功能的损害明显加重，合并伤越多、越严重，死亡率就越高。多发性创伤伤员的早期伤情很不稳定，胸部严重创伤的伤员很易发生急性呼吸功能衰竭。急性呼吸功能衰竭也见于重症颅脑损伤、颌面及颈部创伤伤员。多发性创伤伤员的循环功能衰竭，大多数是出血性休克，其余是张力性气胸和心包填塞造成的心源性休克及脊髓损伤引起的神经源性休克。致命性并发症

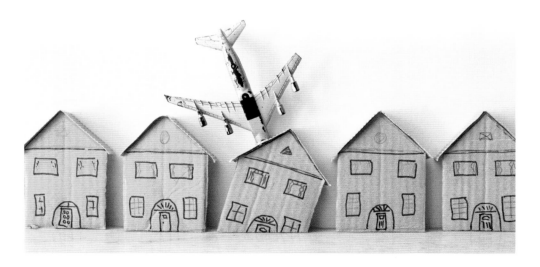

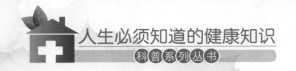

是早期死亡的最主要原因，现场急救必须重视气道通畅、积极补液、纠正休克、尽快稳定伤情，监护后送途中应连续监护治疗。

2. 飞机失火与爆炸

（1）飞机在飞行中失火：飞机在飞行中失火，其后果是否严重取决于失火和着陆之间可以利用的时间长短，乘客与机组人员的生命能否保障常常取决于此。当飞机飞行中失火，火势被迅速控制时，乘员可能受到烟雾伤的损害。而当火势不能迅速被扑灭时，烟雾迅速蔓延，飞机又不能确保乘客在可生存的时间内着陆。此时，除继续灭火外，唯有打开机窗方能获得生存的机会，这还取决于机长是否能够使飞机在机场安全着陆。如果飞行中突然起火，火势蔓延，幸运的是飞机能够在几分钟内到达一个机场，则可能获救。

（2）坠机后失火：坠机后失火致伤种类除了烧伤、烟雾吸入伤、毒气中毒以外，伤员往往同时存在机械性损伤。如果起火后爆炸则情况更为复杂，伤情更为严重，可致当场死亡。幸存者则以复合伤多见，如烧伤与创伤并存，而烧伤、烟雾吸入伤、毒气中毒三种情况往往合并存在，现场抢救应同时重视与处理。

3. 密封增压座舱突然失密

密封增压座舱突然失密后迅速减压，就会立即产生缺氧和气压性损伤。迅速减压对人体主要的影响为：发生在4000米以上高度出现暴发性或急性高空缺氧，在6000米以上高度出现高空胃肠胀气，在8000米以上的高空出现高空减压病（高空气栓），在1.9万米以上出现体液沸腾。其他有高空寒冷致伤、肺损伤以及由于来不及系安全带而造成碰伤或各种碎片伤等，甚至有人体通过破洞被抛出舱外，飞机也可能解体。

4. 航空毒物中毒

常见的有毒气体有：

（1）一氧化碳：有毒气体，主要来自燃油废气、润滑油及电器设备绝缘物的热

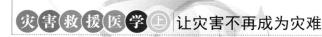

分解产物。利用发动机进行座舱加温的飞机可能污染座舱,因为一氧化碳无色无味,难以发现,易导致空中失能,甚至死亡。

(2)二氧化碳:主要来自化学灭火剂,机内通风装置失效时(喷气式发动机废气中含二氧化碳),运输鲜货保持低温的干冰(固体二氧化碳)挥发进入座舱。二氧化碳中毒的主要症状为呼吸快而深,有窒息感、头痛、头晕等。

(3)醛类:喷气式飞机座舱中常见的有害气体。它是润滑油的热分解产物,即刺激性很强的丙烯醛和甲醛,刺激眼、鼻、黏膜,引起疼痛、流泪,影响视力,还可以引起注意力不集中、心理功能障碍,影响飞行安全。

(4)航空燃料:航空煤油和航空汽油均为碳氢燃料,燃油蒸气可因通风系统、液压系统的故障和座舱裂缝进入座舱内而污染空气,急性中毒时可有头痛、眩晕、恶心、兴奋、口干,严重时可发生意识丧失。如汽油中加入抗爆剂四乙基铅,其毒性更大,蒸气浓度高时则有双重危险——中毒及爆炸。

毒物的联合作用:飞机上的高分子化合物本身是微毒和无毒的,但遇热分解后可产生碳氧化合物、氮氧化物、氟化物、氢化物、硫化物等。在飞机着火事故中毒物的联合作用是必然的,并产生增毒效应,使病情复杂而恶化。目前可遇到的毒物达20余种,当然,最主要的危险仍是一氧化碳及缺氧。其他毒物的作用中,目前认为氢氰酸是重要因素,重症一氧化碳中毒时通常合并氰化物中毒。火灾中在下列情况下可产生氰化物:①聚合物如赛璐洛、聚氨基甲酸乙酯、合成橡胶、尼龙、硝化纤维及沥青等在燃烧或高温时分解;②氰化钙、氢氰酸、丙烯氰等在热分解时产生;③丝绸、羊毛等天然含氮物质燃烧不全时,中毒症状主要是呼吸困难、惊厥、阵发与强直性痉挛等。

航空毒物急性中毒意味着毒物毒性大、浓度高、发病急剧、病情演变快。在飞行中如果机上乘员突然出现头痛、头晕、刺眼、刺鼻、恶心等症状,集体发病又无其他原因可解释时,应想到航空毒物急性中毒的可能。

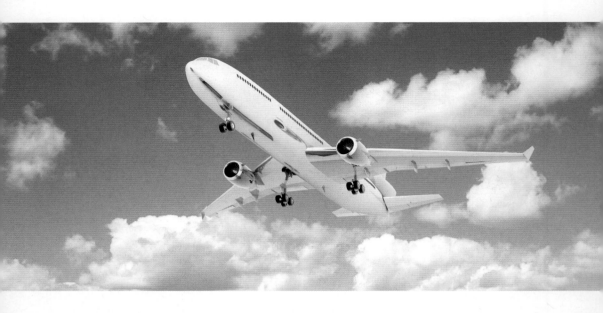

医学救援的主要措施和方法

　　民航飞行事故发生后,应急救援部门的快速反应及有效的救援直接关系到事故后伤员的生命安危。尽可能最大限度地缩短伤员从受伤到开始初级救护的时间是降低死亡率、减轻伤残程度的重要措施。要尽可能多地抢救民航飞行事故幸存者的生命,使死亡和伤残降低到最低限度,关键在于提高应急救援部门的快速反应能力。

　　反应的快慢取决于很多部门,特别是它们之间能否有良好的协调配合。各个部门之间的协调配合在很大程度上取决于应急指挥中心的现场组织与协调能力。在应急救援的现场组织工作中,它必须具有绝对的权威性,各个部门都必须接受它的约束与指导,绝不可以自行其是。通信联络部门得到飞机失事的信息后,要将这一信息准确而迅速地按急缓程度不同的顺序通知到有关救援单位,各单位再落实到人。在应急救援的整个过程中通信联络必须畅通,及时通报情况,保证指挥部门与各个部门之间的联系,加强各个部门之间的良好协调配合。现场应急救援人员应迅

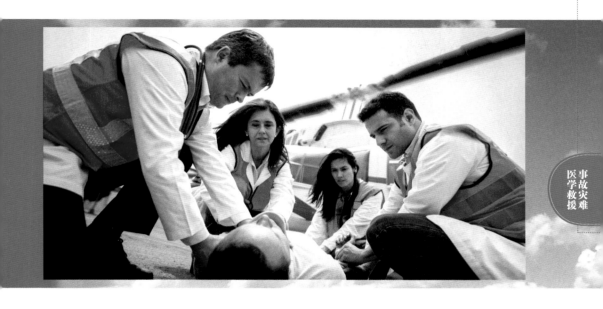

速抵达飞机失事地点,这依赖于良好的交通疏导能力。应急指挥中心迅速抵达现场后,应立即在失事飞机附近建立指挥所,指挥各有关部门同时展开工作。

公安人员迅速在失事飞机周围建立现场保护区,保护区内只允许消防人员、带有允许进入保护区标志的急救人员、部分医护人员进入。在事故现场建立伤员集中区,在紧邻伤员集中区、失事飞机的上风位,距离飞机残骸90米处建立一个检伤分类区,在远离事故地点建立三个救护区,即Ⅰ类伤救护区、Ⅱ类伤救护区和Ⅲ类伤护理和观察区。这些区域必须有清晰的标明记号。此外,沿着道路设置一个后送区。

从失事飞机中抢救出来的伤员,首先送往伤员集中区,然后迅速运达检伤分类区,经检伤分类后划分出来的Ⅰ类、Ⅱ类、Ⅲ类伤员分别送往各自的救护区,进行现场急救与初级护理。然后按急缓程度不同,先后送达后送区,依据伤情应用不同的急救车辆后送至综合医院或专科医院治疗。未受伤的遇险者经过分类后进入无伤区。

伤员的分流应在医疗指挥所的组织协调下进行,医疗指挥所应设在救护区与后送区之间。此外,在后送区附近,还应设救护车集结待运点、客车待运点。客车可用于运送轻伤和未受伤人员。

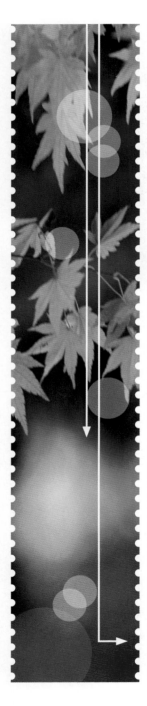

机场及其附近的飞行事故现场急救，需要外部力量的增援，增援单位的车辆应驶到应急救援预案中预先确定的某些指定集合地点，并从这些集合地点直接开到待命区等待，直至被召唤到事故现场，避免任何人未经检查便进入事故地点。

对于死亡者，应保护好现场，经公安、法医人员拍照、检查后运至殡仪馆或者有冷藏设备的停尸场所。

伤员的撤离、初级救护、检伤分类和监护后送每个环节都必须注意保证重症伤员的优先处理。伤员必须依据伤情对口原则送往处置能力强的专科医院或综合医院。以就近医疗为原则，应避免过于集中送往某一医院，以免最后影响治疗的时效。在后送途中必须与接收单位联系通报伤情，以便对方提前做好接诊准备。在现场医疗救护中，优良的初级救护、稳定伤情是现场急救的中心环节。对重症伤员尽快施行初级救护是降低死亡率与伤残程度的最重要措施。必须特别强调现场应急指挥中心的领导，各个部门必须密切协调配合。而现场急救组织工作的实施，尤其离不开健全的通信网络。它通过无线电话使总指挥所、活动指挥所、医疗指挥所、公安、消防、救护车、医院，以及机场当局、交通管制部门之间保持畅通的联系。另一方面，各部门之间要严格分工，现场职责明确，各司其职、严格执行，才能忙而不乱。

最后，事故调查组开始对事故进行全面调查，其中医学调查组开始进行医学调查。

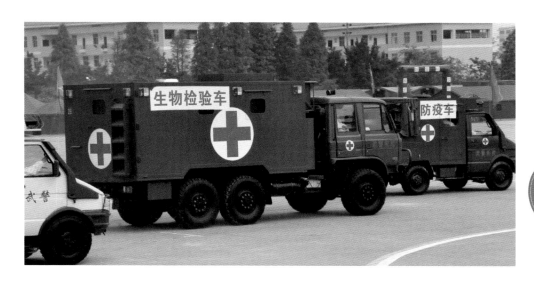

空难灾害医学救援队需要配备的主要装备和物资

1. 急救设备

(1)担架:所备的担架应与最常使用的救护车相适应。

(2)背板:用长或短的胶合板制作,配有楔子。

(3)固定垫:成形袋内的空气排出后变为石膏样不易弯曲的固定垫。

(4)夹板:常规夹板或充气夹板,约50副。

(5)急救箱:除一般急救器械药品外,箱内还装有一套四种伤情分类颜色的塑料标签。

2. 医疗设备

(1)护士和医生通用的用品:敷料、注射器、药品。

(2)复苏及外伤用品:除医疗队自己携带这类用品外,建议在机场贮存10~20只医疗箱。箱内装有可供20名红色标签伤员使用的专用物品,包括外科用具、吸引器、输液包及辅助呼吸器等。

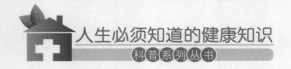

3. 伤员分类用品

这类用品由划分伤员所用的四种颜色决定，红、黄、绿、黑。标签上记录姓名、性别、年龄、现场治疗、转送医院等内容。

4. 交通工具

(1)指挥车：配有多种无线电话联系的指挥车。

(2)联络车：配有无线电话和专用警报器。

(3)运送伤员的车辆：复苏救护车，规定12辆是适宜的。每辆运送一名非常紧急的患者。

(4)常规救护车：大的空难发生后，100辆救护车较为适宜。

(5)机场的客车：可用于运送轻伤或未受伤的乘客。

(6)直升机：它是理想的工具，但常难以集中这么多架直升机。

5. 通信设备

(1)扬声器：由协调人员使用的扬声器。

(2)无线电话：通信人员和控制台联系用的可携式、移动式(在车辆上)或固定式(在可能有的医疗设施内)无线电话，及与急救医疗服务部门、外部消防队的急救人员或其他重要协同人员联系用的无线电话。

(3)电话：可直接与外界医务人员所在的医疗单位联系。

6. 其他用品

(1)装尸体用的塑料袋：根据机场所使用飞机的最大载客量准备200~500个。

(2)医院或医疗中心名录：标有其容量、专科，从机场前往的路线。

(3)机场的坐标图：其上标有"指定集合地点"和标有紧急运送医院方位的地图。

(4)允许进入事故现场所需的袖标。

(5)易于辨认负责人的外套(医疗协调、医疗、伤员分类负责人等)。

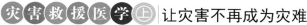

空难灾害医学救援人员的个人防护措施和安全须知

救援人员的个人防护主要是预防现场坍塌事故砸伤、二次爆炸伤、烫伤、切割伤、毒气中毒等。着重注意防疫措施，避免传染病流行。

避险和自救

面对可能发生的空难，我们能做什么

选择一条中转最少的航线，减少黑色13分钟的次数。登机后认准自己的座位与最近的应急出口的距离和路线。"应急出口"必须会打开。若头顶部有重而硬的行李必须挪至脚旁。保持最稳定的安全体位：弯腰，双手握住膝盖下，把头放在膝盖上，两脚前伸紧贴地板。舱内出现烟雾时，一定要使头部处于可能的最低位置，因为烟雾总是向上的，屏住呼吸，用饮料浇湿毛巾或手绢，捂住口鼻后才呼吸，弯腰或爬行至出口。当机舱"破裂减压"时要立即戴上氧气面罩，并且必须戴严，否则呼吸道肺泡内的氧气会被"吸出"体外。为了增加舱内的压力和氧气浓度，飞机会立即下降至3000米高空以下，这时必须系紧安全带。若飞机在海洋上空失事，要立即穿上救生衣。飞机下坠时，要对自己大声呼喊："不要昏迷，要清醒！兴奋！"并竭力睁大眼睛，用这种"拼命呼喊式"的自我心理刺激避免"震昏"。当飞机撞地轰响的一瞬间，要飞速解开安全带系扣，猛然冲向机舱尾部朝着外界光亮的裂口，在油箱爆炸之前逃出飞机残骸。因为飞机坠地通常是机头朝下，油箱爆炸会在十几秒后发生，大火蔓延也需几十秒，而且总是由机头向机尾蔓延。

受困了怎么办

（1）紧急出口舱门不到万分紧急时不可随意打开，否则十分危险。

（2）乘客不能因为好奇心而随意启动舱门。

（3）应急滑梯可用于水上、陆地逃生之用。

（4）当乘客准备逃离时，不可携带包裹等物品，空手跳跃至滑梯上迅速逃离飞机。

（5）如果不能脱离困境，要保存体力，通过发出声响、光线等方式使救援人员发现自己。

脱险后，怎样帮助被困的人

在脱险后，尽量迅速向外界发出求救信号，并立即开展伤员抢救：

（1）给伤员包扎伤口和止血时，可用厚棉垫、纱布或用毛巾、手帕、领带等代用品。

（2）包扎四肢伤口时，结扎部位应在伤口靠近心脏端。

（3）四肢骨折有外露，不要还纳，可用敷料包扎脱出体外的肠管、膜等脏器，等专业救护人员来后处理。

（4）伤员呼吸不畅时，应解开伤员的衣领和腰带。

（5）如颈椎受伤应在使用颈托固定后再搬运；搬运时应一人负责牵引头部，保护头与身体呈直线，其他人员在伤员两侧，分别抱下肢、臀腰部、肩背部，在统一口令下协调动作，将伤员搬上担架。

（6）伤员呼吸和心脏停止时立即进行人工呼吸并实施胸外按压。

（7）烧伤严重的伤员口渴时，可喝些盐水补充水分。

（8）对危重昏迷伤员应在医务人员到达后再实施转送。

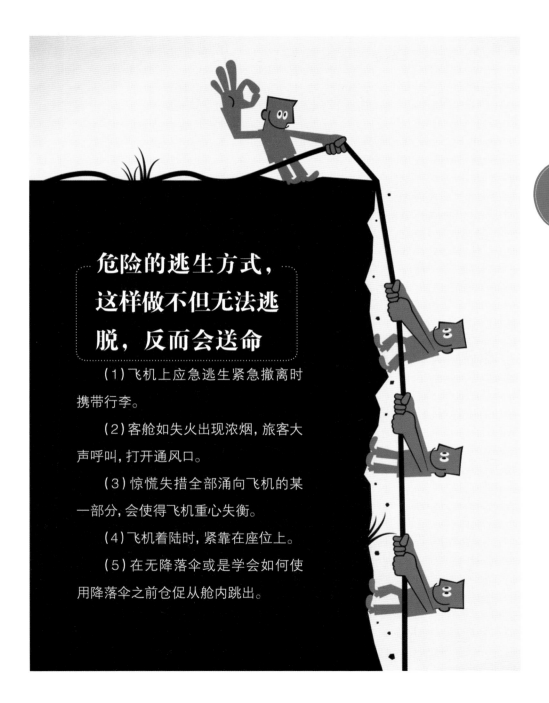

危险的逃生方式，这样做不但无法逃脱，反而会送命

（1）飞机上应急逃生紧急撤离时携带行李。

（2）客舱如失火出现浓烟，旅客大声呼叫，打开通风口。

（3）惊慌失措全部涌向飞机的某一部分，会使得飞机重心失衡。

（4）飞机着陆时，紧靠在座位上。

（5）在无降落伞或是学会如何使用降落伞之前仓促从舱内跳出。

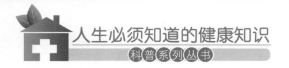

日常防灾减灾措施

平时乘坐飞机时要注意哪些问题

（1）登机后禁止吸烟。

（2）飞机在颠簸时减少走动。

（3）不要携带易燃易爆物品。

（4）不要携带有毒、腐蚀性、放射性物品。

（5）严禁在飞机起降时使用通信设备。

（6）不管你的座位在哪里，都应了解离你最近的紧急出口的位置，并数一数和出口之间有几排座位，这样发生火灾时，在浓烟中也能准确找到位置。

如何获得相关的知识和教育

平时要多关注网站和书籍中关于灾难自救和互救的科普知识，并留意空难事故发生时造成人员死亡、残疾的主要原因，从中吸取教训。

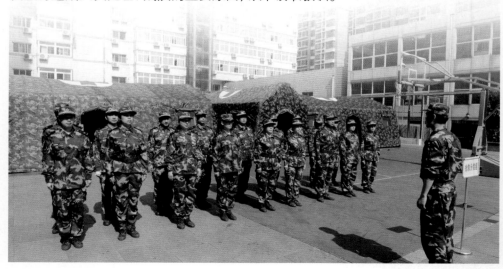

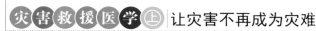

 海 难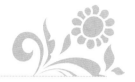

背景知识

  1987年12月20日，多纳·帕斯号葬身菲律宾海。2215吨的客轮多纳·帕斯号，载客限额1518人，是菲律宾马尼拉和莱特岛塔克洛班市之间的班轮。1987年12月20日5时30分，该轮驶出塔克洛班港。船票售出1530张，加上船员、儿童、优待免票者、逃票人员、匆忙上船未及时补票者，实际装载2000人以上。

  晚上10时，多纳·帕斯号航行至马尼拉以南160千米的民都洛岛海面。再过5个多小时就可到达终点港了。多数人进入梦乡。突然一阵猛烈震动，连续爆炸声将旅客惊醒。船灯全灭，机器停转，冲天火光照亮了漆黑的海洋。杀手是满载原油的629吨的油轮维克托号，它迎面而来，撞上客轮左舷中位，几乎将客轮撞成两截。黑色液体覆盖洋面，客轮在火海中燃烧2个多小时，至午夜时分沉入500米深的海底。油轮烧到翌日凌晨沉没。客轮旅客几乎都被活活烧死，跳海者非烧死即灼伤。飞机、船舶搜寻3天，只救起27人。民都洛岛海滩到处是死尸，估计遇难者在2000人以上。

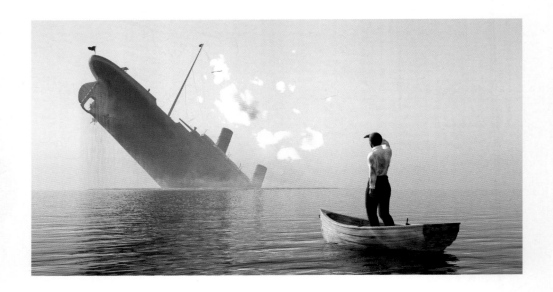

什么是海难

　　船舶在海上遭遇自然灾害或其他意外事故所造成的灾难称为海难。

哪些原因可能引发海难灾害

　　造成海难的事故种类很多，大致有船舶搁浅、触礁、碰撞、火灾、爆炸、船舶失踪，以及船舶主机和设备损坏而无法修理以致船舶失控等。发生海难事故的原因是多方面的，诸如：天气条件、船舶技术状态、船员技术水平和工作责任心、港口设施和管理水平等。尽管自然条件或客观原因很多，有些是属于突然性或非人力所能控制的，但人为因素还是主要的。大多数事故是由于驾驶人员的疏忽和过失造成的。不同国家和不同行业的海难统计标准不尽一样，如在海上保险业务中把扣船、窃贼、船员不法行为等也视为海难事故。

　　20世纪以来，世界航海史上十大海难，最严重的为1945年1月30日德国古斯特洛夫号在今波兰格但斯克港附近海域因潜艇攻击而沉没遇难，造成近万人的伤

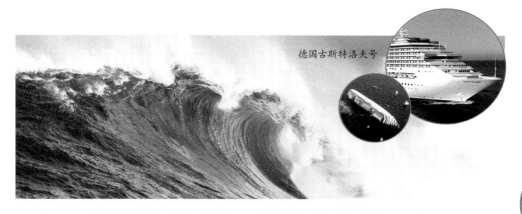

德国古斯特洛夫号

亡,最小的坦桑尼亚渡轮沉没和菲律宾"群星王子"客轮沉没,人员伤亡也有700多人。

目前随着现代航海技术的日益成熟,大型海难的发生已大幅度减少,但仍需警惕,防患于未然。

医学救援

目前我国第一支海难救援队伍已成立,他们是广西海难紧急医学救援队。发生海难事故后,难船应立即采取应急措施,尽力自行抢救;情况严重确认抢救无效,且有危及人员生命安全或船舶有沉没危险时,应发出遇险信号求救,并迅速放下救生艇,弃船待救。在海难救助上,首先是营救遇险人员。《1979年国际海上搜寻救助公约》规定各沿海国应设有救援中心。中国已成立了海上搜寻救助中心。对于难船和船上货物,需先按救助契约达成协议,然后依据救助要求进行施救。

海难发生后,应迅速动员水上搜救抢险组、水上交通警戒保卫组、综合协调组、医疗救助组、后勤保障组、善后处理组、宣传报道组等七个部门分工协作,共同完成救助。

海难的原生灾害导致的伤病主要是:①海水淹溺;②低温海水冷冻伤。其中溺

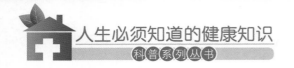

水最为常见。低温冻伤主要是由于落水的海难人员长时间在冰冷的海水中浸泡引起低体温，致体温下降到35℃以下，如果得不到及时救援，体内各重要器官发生严重的功能失调，心脏停止跳动，最终导致死亡。

海难次生灾害导致的伤病主要是：①机械损伤或创伤；②海洋生物致伤；③中毒；④一般疾病急性发作。此类灾害多为突发，防护难度大，应做好紧急预案。

伤病员的海上换乘

海上换乘是海上医疗运送的重要环节，易受海况、气象条件的限制。风浪影响船舶靠拢，易发生船舶碰撞；船舶类型很难一致，船舷差距可能悬殊，使现场救援不确定因素增大，给人员换乘增加很大困难。

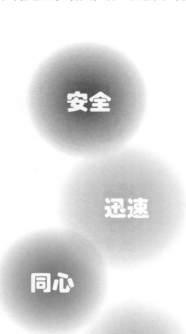

（1）基本原则："安全、迅速、同心、力争"。其中安全系数大，工作效率高最重要，有时生命之火就在于最后一秒钟的努力后复燃。

（2）必须密切协同：伤病员换乘是由运送船和医院船双方医务人员、换乘人员及搬运人员共同完成的。如果没有统一的指挥和密切的协同就会各行其是，不仅会延误时间，影响救援质量，甚至还会发生意外。

（3）可供选择的换乘方法

1）舷递法：两船相靠，伤病员担架通过船间传递。此方法简单易行，安全迅速，应在风浪较小、船舷紧靠的条件下进行。

2）舷桥法：在两舷间搭上桥板，桥下系安全网，担架及轻伤病员直接在桥上通过。由于

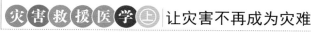

桥板的延伸可减少两船舷差造成的坡度，适用于风浪较小的情况下进行换乘。

3）舷吊法：将伤病员置于吊篮内，由船上吊杆起吊。适应于风浪大、两船舷差过大的条件下进行。

4）系缆法：在风浪较大，运送船不能舷靠时采用。医院船在上风向，船体起到"挡风墙"作用，使下风向的风浪相对减小，运送船就可以在医院船的下风向向船舷靠拢换乘。

5）密封担架换乘：将伤病员固定在担架上，再把担架固定在用密封拉链封闭的橡皮囊中，然后将其投放水中，用绳索拉到医院船上去。

6）直升机换乘：这是比较常用的先进方法，适于海上或船载应急使用。

7）吊篮式充气救生艇换乘：用吊篮状带有动力的充气救生艇进行换乘。

以上几种方法，可根据舰船设施及海情选择使用。

海难伤病员的医疗运送

（1）医疗运送的目的是使伤病员迅速脱离海难现场及受损的舰船，使其得到相应的救治，减少致残和死亡。但是单纯的运送是不能完成伤病员救治任务的，因此必须做到分级救治和医疗运送相结合，运送中要有医疗救援条件，在有医疗保障的同时实施运送。

（2）实施大规模的海上医疗运送必须有一个较完整的体系，目前国内除了主要依靠海军的医疗运送体系外，部分沿海省会城市的大型急救中心也已具备了完备的海上急救体系。

海上救援体系包括海上医疗救援力量（医院船、代医院船、医疗救援艇等）→急救基地→医疗救援船只、直升机→国内各大型综合医院或专科医院（部队医院），共同组成一个综合完整的医疗急救系统。

但实际工作中仍以海军医疗运送体系为主，施行军事化管理。最大限度地发挥

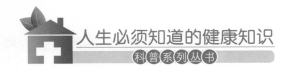
其专长和协同联合作战能力,更好地救助遇难人员。

(3)海难发生后所使用的交通工具主要以船舶为主,亦可充分利用返航舰船、卫生船舶、专门承担伤病员运送任务的船只、基地派出执行前接任务的船只,及其他一切可以利用的舰船。条件允许时,可由上级派出水上飞机、直升机等运送。

(4)伤病员运送工作必须统一领导,应掌握好运送指征,原则上宜"先重后轻,先急后缓,先近后远,先上船后送院、送治结合"。航程较远时,应按现代急救规则有医护人员随同护送,并携带必要的药材及抢救器材设备。

(5)参与海上医疗救援的船只,基本上既具有综合性措施,又能编队医疗运送,因任何单一措施往往不能完成任务,所以应视各种条件和情况灵活地采取各种方法进行后送,为伤病人员进一步救治创造条件。通常小型舰艇送往大中型舰船救援所、医院船或其他卫生舰船、运输船或水上飞机运送至急救基地;直升机可直接运送到急救基地或医院。

避险和自救

自救互救

(1)船舶海上失事,全体船员应奋力抢救,包括灭火、防爆、堵漏、排水等。如船一侧有严重破损,人员应从另一侧离船,以免被破损吸入。

(2)船舶倾覆沉没前,人员应尽可能从迎风侧或船身高的一侧下水。

(3)船舶周围全是浮油并燃火,落入水中后尽可能潜游至远处。不得已浮出水面时,要用手保护五官,背风向,用上肢在水面上扑打,使溅起的水将油火推开,深吸气后再潜入水中。如此反复,直至远离火区。

（4）海难发生后，除少数人能进行自救外，大部分伤员需要他人帮助包扎、止血、固定和急救，同时要做好护理和后送的准备。

救治原则

（1）对落水人员救援的原则

先发现先救，后发现后救；先救单人，后救集体；先救无救生器材者，后救有救生器材者；先近后远、主次兼顾；先救伤病员，再救无伤者，最后打捞死亡者。

（2）低温预防

冰水浸泡低温症的预防，主要办法是合理使用救生设备，在水中减少活动，保持身体和精神的安静等，千方百计地防止或减少体热散失。救生装备主要为漂浮工具，如救生背心和救生船及抗浸服，以避免身体与冷水直接接触。

1）穿抗浸服：抗浸服有很好的防水、保暖作用。对于一般海上遇险者来说，如在下水前穿上较厚的衣服，就能延长冷水浸泡的生存时间，最好能套上防水服。若水温低于10℃必须戴上手套、穿上鞋子，使体热散失量减到最小。

2）保持安静：落入冷水者应利用救生背心或抓住沉船漂浮物，尽可能安静地漂浮。这样在进入冷水时的不适感很快就会减轻。在没有救生背心，也抓不到沉船漂浮物，或者必须马上离开即将沉没的船只，以及离海岸或打捞船的距离较近时，才可以考虑游泳。否则，即使游泳技术相当熟练，在冰冷的水中也只能游很短的距离。在10℃的水中，体力好的人，可以游1~2千米；一般人游100米都很困难。

3）保护头部和减慢体热散失：入水后应尽量避免头颈部浸入冷水里，不可将飞行帽或头盔去掉。头部和手的防护是相当重要的。为了减少水接触的体表面积，特别要保护几个易散热的部位，即腋窝、腹股沟和胸部，在水中应采取双手在胸前交叉、双腿向腹部屈曲的姿势。如果有几个人在一起，可以挽起胳膊，身体挤靠在一

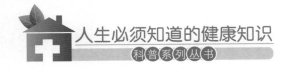
起以保存体热。

(3)其他海上求生要领

1)要有坚强的意志及克服困难的决心,只有这样才能激发无穷的智慧,克服重重困难。

2)迅速发出呼救信号,请求援救。

3)离船在海水中漂流或乘救生器材漂流要辨别好方向,安定情绪,迅速离开险船。

4)不要喝海水,千方百计寻找淡水,防止脱水。

5)寻找食物,海洋中有鱼、龟、海鸟、贝壳、海藻可供食用。

6)谨防鲨鱼、海蛇等咬伤。

日常防灾减灾措施

(1)出海船只必备足量救生衣和救生艇及救治外伤基本器械和物品。

(2)加大减灾宣传力度,增强全民防灾减灾意识,要积极与新闻媒体沟通,在广播电台、电视台、报刊上开设防灾减灾知识讲座、开展知识竞赛,集中宣传防灾减灾知识。

(3)注重儿童防灾减灾技能的培养。

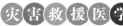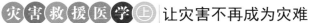

公路、铁路交通事故

背景知识

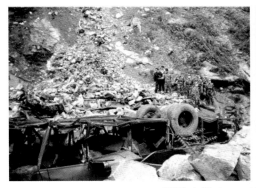 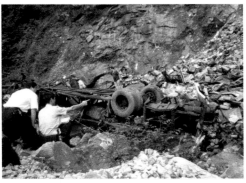

（图片来源：http://www.piccnet.com）

（1）2008年9月13日13时30分左右，四川巴中运输（集团）有限公司川Y08668号大客车行至南江县境内陈家山时，在S101线525千米+700米左右处，撞击左侧波形护栏，翻入约100米深的悬崖下溪沟中，所载51人全部遇难。因车上所有人员均遇难，难以准确判定是否存在人为因素造成车祸，但在大白天路况良好的情况下坠入悬崖，疑为司机疲劳驾驶或刹车失灵所致。

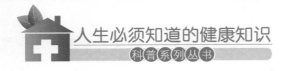

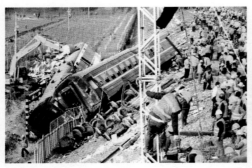 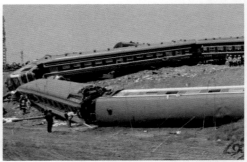

（2）2008年4月28日凌晨4时41分，北京开往青岛的T195次列车运行到胶济铁路周村至王村之间时脱线，与上行的烟台至徐州5034次列车相撞，造成72人死亡，416人受伤。

什么是公路、铁路交通事故

公路交通事故是指车辆驾驶员、行人、乘车人以及其他在公路上进行与交通活动有关的人员，因违反《中华人民共和国道路交通安全法》和其他公路、道路交通管理法规、规章的行为，过失造成人员伤亡和财产损失的事故。

铁路交通事故是指铁路机车车辆在运行过程中发生冲突、脱轨、火灾、爆炸等影响铁路正常行车的事故，包括影响铁路正常行车的相关过程中发生的事故；或者铁路机车车辆在运行过程中与行人、机动车、非机动车、牲畜及其他障碍物相撞的事故，称为铁路交通事故。

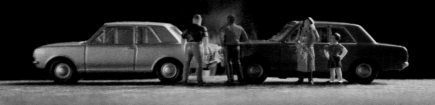

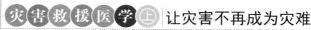

哪些原因可以造成交通事故

发生公路交通事故的原因有很多,有管理方面的,有驾驶员的作风、技术和心理方面的,也有车辆的技术状况、交通条件和自然环境方面的,等等。归纳起来,主要有10个方面的原因:①管理松懈易发生事故;②私自出车易发生事故;③酒后驾车易发生事故;④超速行驶易发生事故,"十次事故九次快",这是一条血的教训,充分说明超速行驶是造成车辆交通事故的重要原因;⑤疲劳驾驶易发生事故;⑥驾驶作风差易发生事故;⑦心理素质差易发生事故;⑧单车行驶比车队行驶易发生事故;⑨节假日易发生事故;⑩气候、环境、任务变化时易发生事故。

铁路交通事故发生的原因有多个方面:①违章违纪;②道口抢行;③破坏事故;④铁路设施损坏;⑤列车故障;⑥自然灾害;⑦火灾;⑧毒气事故;⑨安全管理与制度不严;⑩个别铁路职工安全意识差,工作能力和素质偏低。

医
学
救
援

事
故
灾
难

用什么来衡量交通事故灾害程度

交通事故按事故的轻重可以分为以下几个类型:

(1)轻微事故:一次造成轻伤1~2人,或者财产损失机动车事故不足1000元,非机动车不足200元的事故。

(2)一般事故:一次造成重伤1~2人,或者轻伤3人。

(3)重大事故:一次造成死亡1~2人,或者重伤3人以上10人以下,或者财产损失3万元以上不足6万元的事故。

(4)特大事故:一次造成死亡3人以上,或者重伤11人以上,或者死亡1人,同时重伤8人以上,或者死亡2人,同时重伤5人以上,或者财产损失6万元以上的事故。

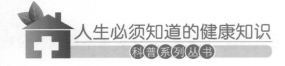

目前对交通事故认识的误区有哪些

（1）交通事故只是与开车人有关。

（2）交通事故一般不会出现重大人员伤亡。

（3）"车怕人"思想严重，行人可以不遵守交通法规。

（4）道路交通与轨道交通相关法规太过繁琐，等到有用时再学习也不迟。

（5）发生交通事故时，唯一能做的就是等待救援的到来，自己做不了什么。

（6）发生交通事故时，要先保护自己的财产，然后再想办法自救。

（7）交通事故一旦发生，如果生还希望渺茫，则放弃希望。

交通事故离我们遥远吗

近年来，随着我国经济不断地持续高速增长，综合国力得到了极大提高，一方面人民生活水平得到了极大改善，家庭拥有汽车数量大幅度增加，人们出行次数日趋增多；另一方面经济繁荣也促进了交通运输行业的发展，营运车辆保有量逐年增加。其直接结果是使我国机动车保有量迅猛增长。截至2015年年底，全国机动车保有量已达2.79亿辆，其中，汽车保有量为1.72亿辆，私人汽车保有量已达1.24亿

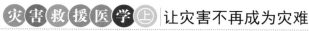
辆，同比增长24.8%。近年来，我国铁路线路发展迅速，尤其是高速铁路建设已经走在了世界的前列，尽管我国交通基础设施的投资巨大，但公路道路通车里程的增加仍满足不了快速增加的车辆出行的需求，铁路相应的人员和配套设施并未完善，加之其他相关因素的共同影响，如驾驶员素质、守法意识、道路状况、车辆性能等，造成了我国目前道路交通事故数、交通事故伤亡人数及经济损失居高不下，交通安全形势恶劣，引起了国家及相关部门的高度重视。因此，公路和铁路交通事故离我们并不遥远。

怎样预知交通事故发生

1. 公路交通事故

（1）路面颜色变化：路面颜色变化原因有很多，常见的是：由沥青路变成砂石路，路上有水，路中有坑洞。

（2）前车缓慢：在这种情况下，很多驾驶员喜欢加速变道超车，其实这样是不对的，正确避免车祸的方法是应该跟车行驶。前车缓慢原因有很多，最常见的情形有

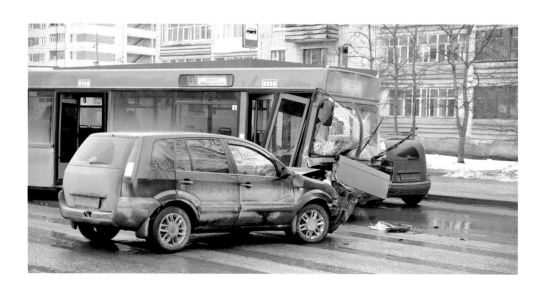

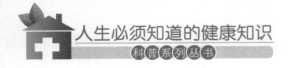

两种：一是前方塞车；二是前面有状况。

（3）前车变道：看到前车变道，不要以为人家是好心给你让路，不要保持车道，加速超车，而是跟随变道。有可能是前方路中间有障碍物，或前方发生事故，需要紧急避让。

（4）车内异味：一般车内出现异味，外部原因可能是前方发生山火，或者由于交通事故引发的各种有害气体泄漏；内部原因可能是车辆发生机械故障，如刹车片磨损过大、离合器烧毁等。无论哪种原因都必须引起重视。

2. 铁路交通事故

（1）列车突然紧急刹车。

（2）列车出现剧烈颠簸，脱离正常轨道。

（3）列车内周围车厢人员突然大喊大叫。

（4）列车播放紧急通知。

（5）列车内出现浓烟或者异味。

医学救援

参加公路、铁路交通事故灾害医学救援的队伍有哪些

根据事故灾害严重程度有国际救援队、国家救援队、军队救援队、当地各级行政部门救援队、民间志愿者救援队等救援队参与救援。

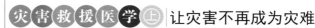
交通事故灾害发生后，医学救援行动如何响应

> 交通事故按严重程度分为特别重大（Ⅰ级）、重大（Ⅱ级）、较大（Ⅲ级）和一般（Ⅳ级）四级，事故发生时，医疗卫生应急救援同样实行分级响应机制。

1. Ⅰ级响应行动

国务院卫生行政部门接到关于医疗卫生救援特别重大事件的有关指示、通报或报告后，应立即启动医疗卫生救援领导小组工作，组织专家对伤病员及救治情况进行综合评估，组织和协调医疗卫生救援机构开展现场医疗卫生救援，指导和协调落实医疗救治等措施，并根据需要及时派出专家和专业队伍支援地方，及时向国务院和国家相关突发公共事件应急指挥机构报告和反馈有关处理情况。凡属启动国家总体应急预案和专项应急预案的响应，医疗卫生救援领导小组按相关规定启动工作。

事件发生地的省（区、市）人民政府卫生行政部门在国务院卫生行政部门的指挥下，结合本行政区域的实际情况，组织、协调开展突发

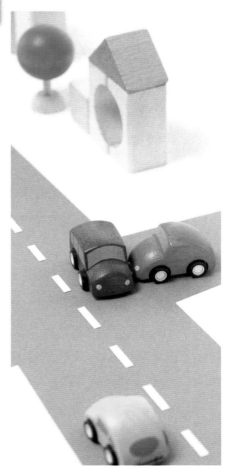

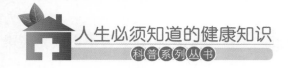
公共事件的医疗卫生救援。

2. Ⅱ级响应行动

省级卫生行政部门接到关于医疗卫生救援重大事件的有关指示、通报或报告后，应立即启动医疗卫生救援领导小组工作，组织专家对伤病员及救治情况进行综合评估。同时，迅速组织医疗卫生救援应急队伍和有关人员到达突发公共事件现场，组织开展医疗救治，并分析突发公共事件的发展趋势，提出应急处理工作建议，及时向本级人民政府和突发公共事件应急指挥机构报告有关处理情况。凡属启动省级应急预案和省级专项应急预案的响应，医疗卫生救援领导小组按相关规定启动工作。

国务院卫生行政部门对省级卫生行政部门负责的突发公共事件医疗卫生救援工作进行督导，根据需要和事件发生地省级人民政府和有关部门的请求，组织国家医疗卫生救援应急队伍和有关专家进行支援，并及时向有关省份通报情况。

3. Ⅲ级响应行动

市（地）级卫生行政部门接到关于医疗卫生救援较大事件的有关指示、通报或报告后，应立即启动医疗卫生救援领导小组工作，组织专家对伤病员及救治情况进行综合评估。同时，迅速组织开展现场医疗卫生救援工作，并及时向本级人民政府和突发公共事件应急指挥机构报告有关处理情况。凡属启动市（地）级应急预案的响应，医疗卫生救援领导小组按相关规定启动工作。

省级卫生行政部门接到医疗卫生救援较大事件报告后，要对事件发生地突发公共事件医疗卫生救援工作进行督导，必要时组织专家提供技术指导和支持，并适时向本省（区、市）有关地区发出通报。

4. Ⅳ级响应行动

县级卫生行政部门接到关于医疗卫生救援一般事件的有关指示、通报或报告后，应立即启动医疗卫生救援领导小组工作，组织医疗卫生救援机构开展突发公共

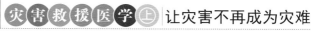

事件的现场处理工作, 组织专家对伤病员及救治情况进行调查、确认和评估, 同时向本级人民政府和突发公共事件应急指挥机构报告有关处理情况。凡属启动县级应急预案的响应, 医疗卫生救援领导小组按相关规定启动工作。

市(地)级卫生行政部门在必要时应当快速组织专家对突发公共事件医疗卫生救援进行技术指导。

交通事故导致伤病的主要方式、种类和特点有哪些

(1)撞击伤: 多数是意外事故伤亡, 其次是自杀。撞击伤多见于头部、胸背部、臀部、四肢。直接撞击伤的位置和形状视被撞时人体姿势以及撞击部位而定。撞击所形成的损伤多为不规则而严重的挫擦伤或挫裂伤, 皮肤常有油垢、铁锈黏附, 也可见衣物破裂。发生在头部时可见头皮挫裂伤, 多伴有颅骨粉碎性骨折、头面部变形以及重度脑挫裂伤、颅内出血; 发生在胸背部时除体表损伤外, 还常伴有严重的内脏器官损伤和骨折; 发生在四肢时, 常伴有四肢长骨骨折, 尤其是胫骨、腓骨骨折。

(2)摔跌伤: 是行人被列车撞击或拖挂后跌倒在地所造成的损伤。摔跌伤常具有多发性、复合性损伤的特点, 除严重的体表挫擦伤、挫裂伤外, 还常伴有不同程度的颅骨骨折、颅内出血、脑挫裂伤, 四肢骨、肋骨、脊柱骨折, 内脏器官损伤。

(3)拖擦伤: 常见于铁路旁的行人被列车拖挂形成。除了有严重的挫擦伤外, 还可见挫裂伤和衣服撕裂、剥脱, 体表损伤常伴有油垢和铁锈等。

(4)辗压伤: 多见于自杀, 其次是意外事故。行

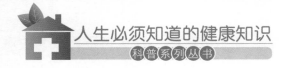

人在铁路上行走、扒车、钻车底时被列车撞击倒地，除形成撞击伤、摔跌伤外，碾压时形成辗压伤；卧轨自杀时形成典型的辗压伤；行人在铁路旁行走，当列车高速驶过时，形成"内卷气流"，将铁路旁行人卷入车底，形成撞击伤、摔跌伤和辗压伤。人体被列车辗压时，上有铁的车轮，下有铁轨，质地坚硬，辗压伤呈整齐的钝性截面断离，断离皮肤边缘有辗压挫伤带，有时辗压后未完全断离，则创面可见血管、神经、韧带被拉外露，伴有内脏损伤外溢。断面或辗压挫伤带可见黑色油垢和铁锈。若卧轨或撞倒在道心，除辗压伤外，有时衣着、头发被列车下突出部件挂拉，使人体在车底下随车拖滚，可形成广泛性损伤，机体组织碎块可沿列车前进方向抛撒在道心及铁轨外。

交通事故导致伤员死亡、残疾的主要原因

中国交通事故死亡人数居高不下，原因众多。"2005汽车安全论坛"的与会人员讨论认为，主要原因是：①国内的混合交通现状，国外经常是车撞车，死人的概率小，而国内经常是车撞人（或两轮车），死人的概率大得多；②国内行人、驾驶员的交通安全意识普遍比较淡薄，不自觉遵守交通规则的较多；③不少国产车在安全性方面与国外车存在差距；④国内很多驾驶员没有养成正确的驾驶习惯，没掌握事故发生前后正确的操作方法；⑤国内的道路等基础设施在设计规划上也与发达国家有一定差距。

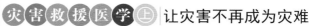
医学救援的主要措施和方法

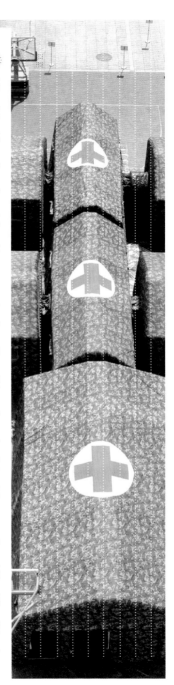

交通事故发生后，事故发生地的地方卫生行政部门及急救中心具体组织实施救援，当地医疗单位参加救护并接收伤员。医疗救护的任务最为艰巨，指挥人员要由当地最高卫生行政领导或当地医务界有威望的医务人员担任，要掌握灾难的救护原则，了解救灾方案和计划，具有救灾协作能力和经验。如遇到重大灾难，抢救复杂，持续时间长，现场要设救护组、抢救组、现场处置组、分类后送组、收容组和后勤组。

（1）救护组：在现场直接救护伤员，负责将伤员从事故现场解救出来。组成人员包括工程抢险人员、医疗救护人员和伤员搬运人员及自动参加救护的人员。医疗救护人员要有抢救知识和处理能力，要确保伤员不再增加伤情，并迅速判断受伤情况分送到抢救组或处置组及收容组。对濒危伤员及呼吸心跳停止的伤员要边送边抢救，如进行口对口人工呼吸、胸外心脏按压等。负责现场清理，搜寻伤员，确保现场受伤人员全部无遗漏地得到急救后送。

（2）抢救组：根据事故地的条件及环境状况，以方便抢救为原则，迅速组织抢救组，要由有抢救经验的医务人员组成，任务是抢救危急伤员。设施可根据情况配备，如简易的木板床或木板，简易可行的抢救器械（简易气囊呼吸机，脚踏吸痰器或电动吸引器械）。主要对

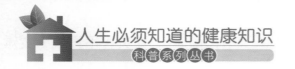
危重伤员做初级处置，进行心肺复苏，建立有效肺通气，开通输液通道等。采取必要的抗休克措施，对伤口进行包扎、止血、骨折的临时固定，并做好记录，包括初步诊断，受伤程度，采取的措施及需注意的事项，病情稍稳定后交后送组继续处理。抢救无效死亡的送收容组。

（3）现场处置组：主要担负轻伤员的处理，伤员的简单消毒包扎，软组织损伤的处理，眼、耳、口、鼻污物的清理，简单骨折的临时固定，有条件时可进行小伤口的缝合包扎。

（4）后勤组：联络后送事宜，保证抢救所需的药品和器材，负责将伤员伤情及应后送的专业医院收集提供给指挥部。调动必要的运输工具，提出请求援助的建议，如医务人员、医疗设备，甚至空中运输等。

（5）后送组：转送工具在转送中十分重要，一般由救护车护送，必要时也可使用其他工具，如飞机、船只及专用列车。各医疗单位的运送车辆要集中统一指挥，根据救护车辆的装备及车上医护人员的业务状况，集中调度使用。司机要有熟练的技能，车上医护人员要有丰富的急救知识，在途中对危重伤员要继续抢救，并详细记录，补充完善现场抢救材料，将伤员护送到指定的医院，进行伤员移交及资料交代，办理必要的入院手续。对轻伤员，可集中护送到留观医院或专业医院进行必要的检查处置。

（6）收容组：负责接收死亡人员，辨认尸体，登记死亡人员的受伤情况、死亡原因，必要时设停尸处。

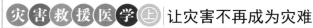

交通事故医学救援队需要配备的主要救援装备和物资

1. 急救设备

（1）担架：所备的担架应与最常使用的救护车相适应。

（2）背板：长或短的胶合板制作，配有楔子。

（3）固定垫：成形袋内的空气排出后变为石膏样不易弯曲的固定垫。

（4）夹板：常规夹板或充气夹板，约50副。

（5）急救箱：除一般急救器械药品外，箱内还装有一套4种伤情分类颜色的塑料标签。

2. 医疗设备

（1）护士和医生通用的用品：敷料、注射器、药品。

（2）复苏及外伤用品：除医疗队自己携带这类用品外，建议在机场贮存10~20只医疗箱。箱内装有可供20名红色标签伤员使用的专用物品（外科用具、吸引器、输液包、辅助呼吸器等）。

3. 伤员分类用品

这类用品由划分伤员所用的四种颜色决定，红、黄、绿、黑。标签上记录姓名、性别、年龄、现场治疗、转送医院等内容。

4. 交通工具

（1）指挥车：配有多种无线电话联系的指挥车。

（2）联络车：配有无线电话和专用警报器。

（3）运送伤员的车辆：复苏救护车，规定12辆是适宜的。每辆运送1名非常紧急的患者。

（4）常规救护车：在一起大的失事事故时，100辆救护车较为适宜。

（5）机场的客车：可用于运送轻伤或未受伤的乘客。

（6）直升机：它是理想的工具，但常难以集中这么多架直升机。

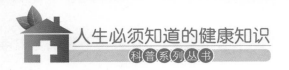
5. 通信设备

（1）扬声器：由协调人员使用的扬声器。

（2）无线电话：通信人员和控制台联系用的可携式、移动式（在车辆上）或固定式（在可能有的医疗设施内）无线电话，及与急救医疗服务部门、外部消防队的急救人员或其他重要协同人员联系用的无线电话。

（3）电话：可直接与外界医务人员所在的医疗单位联系。

6. 其他用品

（1）装尸体用的塑料袋：根据机场所使用飞机的最大载客量准备200~500个。

（2）医院或医疗中心名录：标有其容量，专科，从机场前往的路线。

（3）事故地点的坐标图：标有"指定集合地点"和标有紧急运送医院方位的地图。

（4）允许进入事故现场所需的袖标。

（5）易于辨认负责人的外套（医疗协调、医疗、伤员分类负责人等）。

交通事故医学救援人员的个人防护措施和安全须知

救援人员的个人防护主要从预防现场坍塌事故砸伤、二次爆炸伤、烫伤、切割伤、毒气中毒等。着重注意防疫措施，避免传染病的流行。

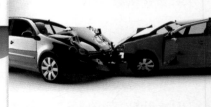

避险和自救

面对可能发生的交通事故，我们能做什么

（1）自觉遵守道路交通法规，树立交通安全意识。

（2）树立交通安全观念，时时提高警惕。

（3）熟悉路线地形，记住易出事故地段。

（4）走路留神，见到各种车辆提前避让，防止意外肇事。

（5）骑车、驾车要慢速行驶，复杂地段要缓缓而行。

（6）一旦发生交通事故，应发扬人道主义精神，迅速进行自救或互救。

（7）危急时刻人能想起的任何一个电话可能都有帮助，不管是"110""120""119"，还是SOS或者家人的电话都可以拨打。

交通事故发生了，应如何自我保护

发生交通事故时，应尽快抢救伤员和财产，并保护好现场，迅速拨打"122"交通事故报警电话，讲清事故发生的时间、详细地点，车辆损失和人员受伤情况。人员受伤应拨打"120"医疗急救电话，同样讲清需要救助的详细地点。同时，通知你所承保的保险公司到现场勘查，以便索赔。立即停车，将车开到路边，打开双闪警告灯。立即取得对方司机的姓名、住址、汽车注册资料、驾驶执照及保险资料等。立即记下发生意外的过程，如时间、地点、天气、视野、路面情况、速限、自己及对方的车速估计、肇事车辆数目、乘客人数、伤者姓名及伤势等。向警方出示你自己的姓名、住址、汽车注册资料、驾驶执照及保险资料等。如有目击证人，记下联络电话及资料。不要吸烟，尤其汽车有漏油情况时。不要与对方争执，等待警方人员到

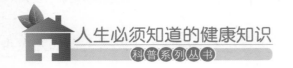

场。如有人受伤，不要擅自搬动伤者，以免伤势恶化，最好马上急召救护车。不要随便承认责任，警方的调查报告才是仲裁的有效根据。除了警方外，千万不要签署其他东西。

交通事故所致常见伤病有哪些

（1）轻度损伤：皮肤裂伤、一般性外伤、腰肌扭伤、Ⅰ度烧伤、轻度脑震荡等，这类伤员可自行活动，可做一般性处理。如无特殊情况，在现场处理后可嘱其回家或送普通医院观察24小时。

（2）重度损伤：伤情不稳定，但无危害生命的体征，心、脑、肺、肾功能未受到明显损伤，在一定时间内不致引起突然变化或死亡。如单纯性骨折，Ⅱ度烧伤，一般挤压伤，口、眼、鼻、耳损伤，中度脑震荡等。现场一般处理后原则上送医院继续治疗，个别伤情较重者需要专科治疗的要转送到专科医院。

（3）危重损伤：伤情复杂，极不稳定，伤情已危及心、脑、肺、肾功能，如严重创伤、颅脑损伤出血、昏迷、多发骨折、内脏破裂大出血、创伤性休克、大面积Ⅱ度及Ⅲ度烧伤、毁灭性肢体损伤、张力性气胸、心脏损伤。这类伤员应尽最大努力在现场抢救。

（4）濒危损伤：广泛严重的颅脑损伤，多发性损伤伴有大出血，心脏严重挫伤，肺组织大面积挫伤，呼吸心跳停止已数分钟等。这类伤员原则上按救死扶伤精神处理，积极采取措施，进行抢救。但人力、物力和时间等方面构成对前三类伤员的抢救工作障碍时，要采取果断措施，把主要力量集中于抢救有希望的伤员，否则因处理无希望救活的伤员而错过了对有希望的伤员的抢救机会，造成死亡，对任何一位有责任感的医务人员来说无疑也是一种犯罪。

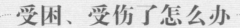

受困、受伤了怎么办

　　若在交通事故中受困或受伤，在条件允许的情况下要积极向外界发出求救信号，不能过分挣扎而耗费体力。要尽可能靠近有水和食物的地方，若有伤口要想办法为自己包扎止血，耐心等待救援人员的到来。

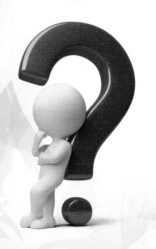

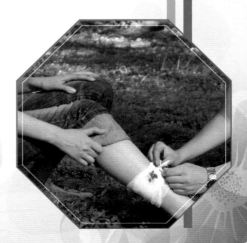

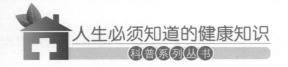

日常防灾减灾措施

平时应该注意什么

汽车驾驶员：应对确保安全和对各种事物的规律性有认识和理解。应具备"人、车、路、天、货"——"五知"，撞击力，速度，空间等几方面概念。

车辆各主要机件："四动四全四不漏、四清五足加四无"。

四动：指发动机"一提能起动"、运转正常；制动"一脚有效"，各部机件性能良好；转向"一手能转动"，各部调整合适，连接可靠；润滑性"一人能推动"，底盘各部件润滑良好。

四全：蓄电池电足；灯光明亮完好；喇叭清脆响亮；雨刮灵活自如。

四不漏：全车无漏油、漏气、漏电和漏水。

四清：蓄电池、空气、汽油和机油清洁。

五足：轮胎气压、润滑油、冷却液、燃油和蓄电池电解液足。

四无：机件表面无过热现象；各部机件无异响；车身、车厢无歪扭；随车工具无丢失。

如何获得相关知识和教育

公民可以通过道路交通部门的宣传手册、网络、图书等渠道获得相关知识。

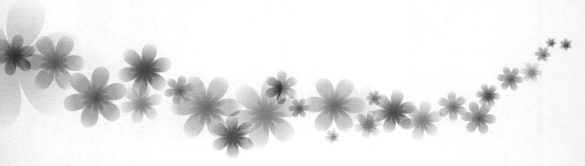

煤气事故

背景知识

2014年8月，山西省长治市景山花园小区一住户家中发生爆炸，造成7人死亡，4人受伤，事故初步认定为由燃气爆炸引起。据不完全统计，仅2014年7月至9月三个月，全国共发生燃气爆炸事故150余起，事故造成56人死亡，480余人受伤，约2500万元财产损失。重视燃气安全，养成良好的用气习惯，是我们需要做到的。

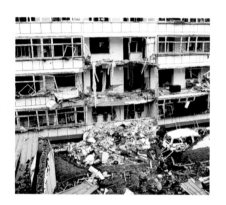

城市居民生活所用的燃气有哪几类

城市居民生活所用的燃气，主要有人工煤气、天然气和液化石油气。这些气体都具有易燃、易爆的特点，一旦泄漏容易引发闪爆事故，而且人工煤气含有有毒的一氧化碳，人吸入一定量的一氧化碳会引起中毒死亡。任何燃气都必须有氧气助燃，燃烧后会产生大量的二氧化碳气体，如长时间在使用燃气的密闭空间中逗留，会造成人员窒息死亡。

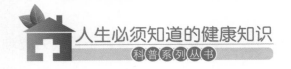
天然气能源有何优势

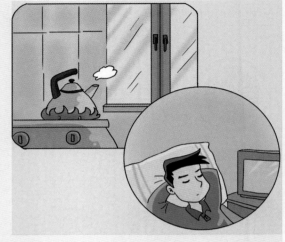

天然气作为一种优质、经济方便、清洁绿色的能源，具有使用方便、热值高、无毒、燃烧后不留残渣、成本低等优点，是营造蓝天城市首选的理想能源。

天然气与液化气在使用费用方面相比，天然气可降低费用50%以上，并且比液化气使用更方便、更安全、更洁净。

管道天然气安全吗

天然气采用管道供应方式，用管道把天然气从门站经过调压调至中压，再经楼栋调压箱调至低压（2500Pa）送到千家万户。管道供应具有安全、稳定、卫生、方便等特点。从压力角度而言，天然气的安全性是可靠的。

燃气胶管使用多久需要更换一次

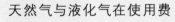

燃气胶管是连接燃气管道和燃气用具的专业耐用胶管，一般来说燃气胶管的寿命只有两年，建议用户每年更换一次，平时多注意检查胶管，避免出现漏气。

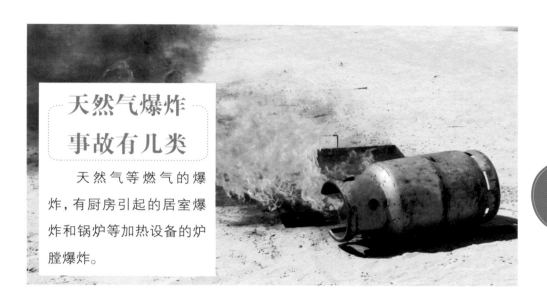

天然气爆炸
事故有几类

　　天然气等燃气的爆炸，有厨房引起的居室爆炸和锅炉等加热设备的炉膛爆炸。

燃气锅炉爆炸事故类型及其危害

　　燃气锅炉运行中出现的事故大致可分为三类：

　　（1）特大事故：锅炉中的主要受压部件——锅筒、管板等发生破裂而引发爆炸的事故，这种事故常导致设备、厂房破坏和人身伤亡，造成重大损失。

　　（2）重大事故：燃气锅炉无法维持正常运行而被迫停炉的事故，如缺水事故、炉膛爆炸事故等。这类事故虽不及特大事故严重，但也常常造成设备、厂房损坏和人身伤亡，并使燃气锅炉被迫停运，导致用气部门局部或全部停工停产，造成严重经济损失。

　　（3）一般事故：在运行中可以排除的事故或经过短暂停炉即可排除的事故，其影响和损失较小。

　　燃气锅炉事故属于工业热灾害三种主要事故类型中造成损失最大的爆炸事故。主要可分为两种爆炸原因，一种是炉膛爆炸，另一种是炉体爆炸。燃气锅炉发生爆炸事故的频率较高。

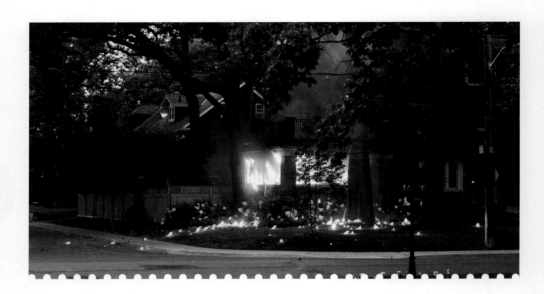

天然气为什么会爆炸

　　在用天然气等燃气做饭时，天然气从灶眼里喷出来，随喷出随燃烧。如果泄漏出来没有燃烧，在空气中达到一定浓度，这时遇到明火，就会在瞬间全部燃烧，剧烈发热而膨胀，引起爆炸。

在什么情况下
燃气会在空气中达到爆炸浓度

　　(1)烧开水、熬粥、煮汤时没人看管，汤水溢出，浇灭了火焰。燃气未经燃烧，扩散到空气中，在厨房形成爆炸气体。

　　(2)燃气灶离窗户近，火焰被风吹灭。没及时关燃气阀门，燃气漏出。

　　(3)热水器或液化气气瓶胶管脱落、胶管破裂漏气。

　　(4)燃气热水器使用不当，或热水器故障时，没有关燃气阀门，以致燃气大量泄漏。

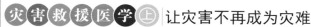

为什么会发生炉膛燃气爆炸

1. 阀门未关或内漏

炉灶停火时关了总阀门，但没关炉膛喷嘴（燃烧器）阀门；或虽关了阀门，但阀门漏气。点火前燃气已进入炉膛内，形成了爆炸气体。点火时发生爆炸。

点火前阀门呈开启状态的原因，有的是检修时开启，点火前没检查，没发现；有的阀门本来关着，因没有明显的开关标志，检查人员误关为开，想关燃气阀门，而实际上却开启了。以致送气后，炉膛内进了燃气，形成了爆炸气体。

阀门由于磨损、沉积物等原因，多数都内漏燃气。如果漏气量小，又在负压（烟囱吸力或引风机形成的负压）状态下点火，点火前炉膛内达不到爆炸浓度，点火时可能不发生爆炸。如果燃气泄漏量大，或烟道闸板开度小，或其他原因炉膛正压，泄漏的燃气没有从烟囱排走，而在炉膛内蓄积起来，达到爆炸浓度，点火时就会发生爆炸。为预防炉膛内燃气达到爆炸浓度，有的加热炉操作规程规定：点火前用水蒸气清扫炉膛。但也有的人用蒸汽清扫炉膛后，没立即点火，过了几分钟才点火，炉膛内燃气又达到了爆炸浓度，点火时还是发生了爆炸。

预防爆炸的对策：点火前必须确认燃气阀门处于关闭状态，注意燃气阀门有没有内漏现象（转芯阀门一般不会内漏）。为预防炉膛内达到爆炸浓度，炉膛应保持负压（吸力）。烟囱吸力不足的，用引风机保持负压。内漏严重的，用蒸汽清扫炉膛后再点火。有条件的应用测爆仪确认炉膛内没有达到爆炸浓度。

2. 先开燃气后点火

违反"先点火后开燃气"的规定，先开了燃气阀门，燃气迅速喷出，在炉膛内达到了爆炸浓度，点火时发生了爆炸。有的两人操作，一人点火，一人开燃气阀门。开燃气阀门的人动作快，点火的人耽搁了一点，造成先开燃气后点火，发生爆炸。有的人把"先点火后开燃气"理解为先点燃点火棒，实际是先开燃气后点火，以致发生爆炸。有人用纸团点火，开燃气时点燃的纸团已经从燃烧器上掉下去，燃气向上喷

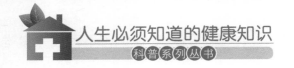
出，充满炉膛后向下扩散，遇纸团明火引爆。

预防爆炸的对策：严格执行"先点火后开燃气"的规定，先将点火棒的火焰置于燃烧器的上方，形成"火等气"。然后开阀门送燃气，燃气喷出后立即被点燃。不可用抛掷点火物的方法点火，点火物落下后，"火等气"就成了"气找火"。

点火棒的火焰不要置于喷嘴的前方，以免开燃气后，火焰被吹灭。两人或两人以上点火时，应有专人指挥。

对多喷嘴的炉膛，应依次逐个点燃，不可先点燃一个喷嘴，再开其他喷嘴勾火。

3. 二次点火

点火没点着，或者点燃后又灭了，没关燃气阀门，燃气继续喷出，这时又第二次点火，由于炉膛内燃气达到了爆炸浓度，二次点火时发生了爆炸。

为此应禁止第二次点火。如果没有点燃，或者点燃后又灭了，必须立即关闭燃气阀门，查明原因，等炉膛内的燃气排净后，再按规定顺序重新点火。

燃气点不着的原因主要有：①点火棒的位置不对，火焰在喷嘴前方被吹灭；②燃气压力过大，喷出的流速大于燃烧速度，点燃后脱焰；③燃气管道中有水，压力波动，点火时压力过小或停止出气；④燃气管道开工或检修后送气，没做爆发试验或分析含氧量，没置换合格，燃气中有空气，点火时放炮或点不着。

4. 灭火

灭火的原因主要有：燃气压力剧烈波动；燃气压力过高，发生脱焰；燃气压力过低，误操作。灭火后，岗位工人没发现，没及时关燃气阀门，燃气在炉膛内和空气混合，形成爆炸气体，遇烧红的炉砖或明火引爆。发生炉膛内熄火时，应立即关闭燃气阀门，以防燃气喷出后与空气混合，遇炉膛内明火引爆。然后再按规定的点火程序重新点火。

5. 停电引起风机停转

强制送风的锅炉、加热炉，因突然停电引起送风机（鼓风机）停转时，通风管道

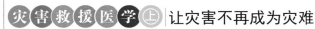

内负压，燃气从燃气空气混合器进入通风管道，与空气混合，遇风机摩擦火花等明火引爆。因此，强制送风的锅炉、加热炉，应有联锁装置，使之在停电时立即切断燃气供应。

点火时应先开鼓风机，不送风，以防燃气进入送风管道。点燃后再逐渐增大送风量和燃气量，避免脱焰灭火。停炉时应先关闭所有喷嘴（燃烧器）的燃气阀门，然后停鼓风机，以防引起通风管道爆炸。

燃气安全使用常识

如何正确使用燃气

（1）使用燃气时，四季都要保持空气流通。

（2）使用燃气时，要有人照看。建议使用带熄火保护装置的"安全型灶具"。

（3）要经常检查连接灶具的胶管、接头，发现胶管老化松动，应立即更换，在正常情况下，每18个月必须调换，接口处要用夹具紧固。建议：使用金属软管。

（4）不准自行接装、改装燃气设备。

（5）装有燃气设备的场所不能充当卧室。

（6）燃气使用后、临睡前、外出时，要关闭燃气阀门。

（7）超过使用年限的燃气器具应及时更新。

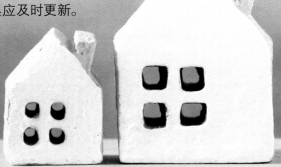

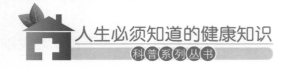

怎样安全使用燃气热水器

（1）燃气热水器的安装应请持有燃气管理处颁发的"专业上岗证书"的专业人员进行施工。

（2）燃气热水器的气种类型与所用的气种类型要严格一致。

（3）要严格按照热水器产品说明书要求安装和使用燃气热水器，安装燃气热水器排放废气的烟道管要使用内配管或金属管，并完好地与热水器的出气口可靠连接。燃气热水器排放废气的烟道管应单独设置。

（4）经常检查燃气热水器烟道管、接口处，发现损坏和脱落，应及时调换与紧固，发现异常情况及时报修。

（5）热水器每隔8个月要清洗保养。

（6）禁止在浴室内安装非"平衡式强排风"燃气热水器。

家庭装修如何保护燃气管道

（1）装修前关好表前阀。

（2）燃气表等燃气设施需用塑料包装袋轻轻包裹起来，严防泥水侵蚀，严禁用硬物乱敲乱撞。

（3）装修时不要私自改动燃气管道，如果确需改动燃气管道，应及时与燃气公司联系。

（4）不要随意拆除燃气管道上的固定管卡，以免造成燃气管道松脱，引发燃气泄漏、火灾、爆炸等事故。

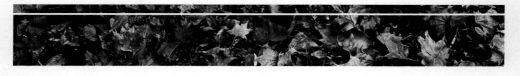

如何预防燃气事故

为避免爆炸事故，开水壶不要灌得太满；熬粥、煮汤时不要离人；燃气灭火要及时关闭阀门；热水器发生故障必须立即关闭燃气阀门。注意检查燃气胶管有没有脱落、破裂、老化、裂纹等现象。阀门应使用转芯阀门（旋塞），不要使用容易漏气的闸阀、球阀。

如何检查是否有燃气泄漏

检查泄漏的方法：在气表、管道部件的接口上刷肥皂水，如果肥皂水产生气泡，就表明漏气。

一旦发生燃气泄漏，怎么办

万一发现燃气泄漏已扩散到室内时，应立即打开门窗通风，把燃气排出去，并禁忌一切明火。

除明火外还有什么可能引起爆炸

拉电灯开关，打电话，开排风扇，拉闸、拔插销都可能发生电火花（没负荷时拉闸不发生电火花）。这些电火花都足以引燃爆炸气体。电冰箱启动、停止，洗衣机等家用电器运行时也可能发生电火花，须引起警惕。

如何处理液化气瓶里的残液

液化气瓶里的残液，切不可倒在地上或下水道中。残液是没有气化的液化气，在空气中可能迅速气化。因倒残液发生的着火、爆炸事故很多。也有倒在厕所中，大便时吸烟烧伤屁股的。

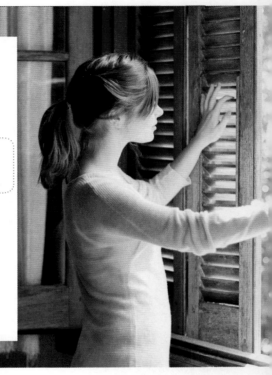

避险和自救

当嗅到燃气异味时，发生燃气泄漏如何处置

(1)打开门窗，保持空气流通。

(2)关闭总阀，疏散室内人员。

(3)杜绝火种，禁止启闭电气。

(4)户外报修，以防发生意外。

(5)修理完毕，人员方可入室。

发现有人燃气中毒怎么办

(1)一旦发现有人燃气中毒时，切记不要惊慌失措。进入燃气浓度较高的事故现场时，抢救人员应采取个人防护措施，可用湿布、湿毛巾等捂住口鼻，减少吸入量；不要穿鞋底带钉的鞋子，以防走动时产生火星而引起爆炸。

(2)打开门窗，保持空气流通。

(3)迅速把中毒人员转移到空气新鲜或空气流通的场所。

(4)解开中毒人员的衣裤、腰带等，保持中毒人员呼吸畅通。

(5)如果中毒人员已处于昏迷状态，应将其平放，进行人工呼吸抢救，同时应在第一时间向"120"医疗急救中心求救，送往附近有高压氧舱的医院抢救治疗。

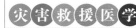
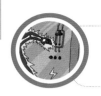

电气事故

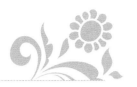

事故灾难
医学救援

背景知识

　　电气火灾事故往往会造成更大的人员伤亡和经济损失，仅2012年，全国电气火灾数量占总火灾数量的29.9%，但人员伤亡比重为33.5%，经济损失比重为41.4%。2005年12月15日，吉林省辽源县中心医院配电室电缆短路故障引燃可燃物引起特大火灾，造成37人死亡，95人受伤，直接经济损失822万元。电气安全不容忽视。2012年4月9日凌晨4时30分，东莞建晖纸厂地下电缆发生爆炸引发了一起特大火灾，这起火灾是近年来广东省规模最大的一次火灾，也是扑救难度最大、耗时最长、最为艰辛的一次火灾。共投入133辆消防车、2艘消防船、640多名消防官兵参加扑救。从着火那一刻起到完全扑灭，共用了6天时间。

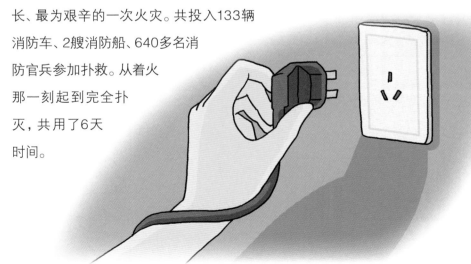

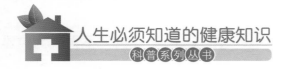

电气事故有哪些后果

（1）电击伤：因电流穿过人体的神经、肌肉及器官，产生了异常的作用（例如心脏停止工作）而造成。电击伤是最危险的一种伤害，绝大多数（大约85%以上）的触电死亡事故都是由电击造成的。

（2）电伤：是电流的热效应造成的伤害，分为电流灼伤和电弧烧伤。触电伤亡事故中，纯电伤性质的及带有电伤性质的约占75%（电烧伤约占40%）。尽管大约85%以上的触电死亡事故是电击造成的，但其中大约70%都含有电伤的成分。

（3）电起火：因产生过热或者电弧接触到燃料而引起的火灾。

电伤分类

（1）电烧伤：是电流的热效应造成的伤害，分为电流灼伤和电弧烧伤。电流灼伤是人体与带电体接触，电流通过人体由电能转换成热能造成的伤害。电流灼伤

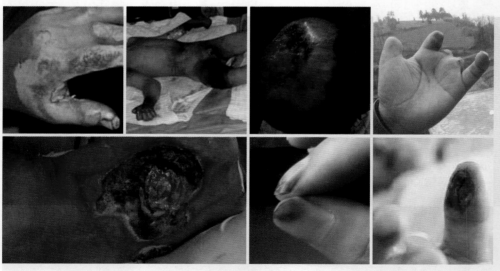

常见电烧伤

一般发生在低压设备或低压线路上。电弧烧伤是由弧光放电造成的伤害，分为直接电弧烧伤和间接电弧烧伤。前者是带电体与人体之间发生电弧，有电流流过人体的烧伤；后者是电弧发生在人体附近对人体的烧伤，包含熔化了的炽热金属溅出造成的烫伤。直接电弧烧伤是与电击同时发生的。电弧温度高达8900℃以上，可造成大面积、深度的烧伤，甚至烧焦、烧掉四肢及其他部位。大电流通过人体，也可能烘干、烧焦机体组织。高压电弧的烧伤较低压电弧更为严重，直流电弧的烧伤较工频交流电弧严重。发生直接电弧烧伤时，电流进口、出口烧伤最为严重，体内也会受到烧伤。与电击不同的是，电弧烧伤都会在人体表面留下明显痕迹，而且致命电流较大。

（2）皮肤金属化：是在电弧高温的作用下，金属熔化、汽化，金属微粒渗入皮肤，使皮肤粗糙而紧张的伤害。皮肤金属化多与电弧烧伤同时发生。

（3）电烙印：是在人体与带电体接触的部位留下的永久性斑痕。斑痕处皮肤失去原有弹性、色泽，表皮坏死，失去知觉。

（4）机械性损伤：是电流作用于人体时，由于中枢神经反射和肌肉强烈收缩等作用导致的机体组织断裂、骨折等伤害。

（5）电光眼：发生弧光放电时，由红外线、可见光、紫外线对眼睛造成的伤害。电光眼表现为角膜炎或结膜炎。

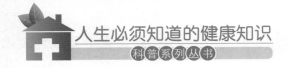

家用电器安全使用常识

电气布线安全基本常识

（1）布线施工要规范：电气布线时，暗管铺设需用PVC管，明线铺设必须使用PVC线槽，这样做就可以确保隐蔽的线路不会被破坏。铺装电线时，一定要用直径1.5~2.5毫米有塑料或橡胶绝缘保护层的单股铜线，如果是火线、零线、地线三股平行铺设，三股线的外面还要用塑料管再包裹起来，以起到双重绝缘的目的。

（2）安装带有漏电开关的配电箱：因为有了漏电开关，一旦家中发生漏电现象，如电器外壳带电、人身触电等，漏电开关就会自动跳闸，从而保证人身安全。

（3）插座、开关的选择与安装：安装插座、开关时，必须要按"火线进开关，零线进灯头"及"左零右火，接地在上"的规定接线。相线、零线、接地线必须分色，原则上零线为黑，接地线为双色线。

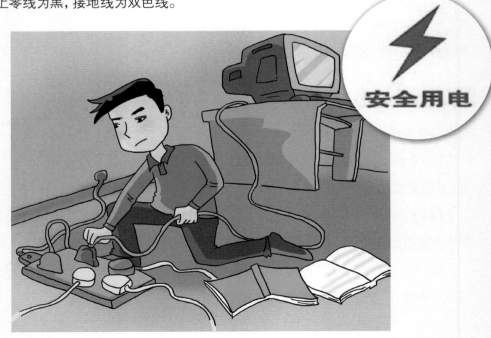

电热毯引起火灾的原因

通电时间过长、电热元件受损、电热毯质量不合格、电热毯控温装置发生故障、电热毯受潮等多种原因，都可能导致电热毯发生火灾。

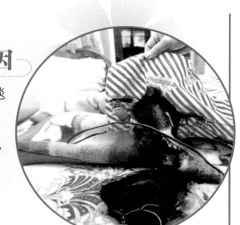

应该怎样安全使用电热毯

（1）避免购买和使用质量低劣、没有合格证、安全措施无保证或自制的电热毯。

（2）电热毯通电后，人不得远离，并注意观察有无异常情况。

（3）电热毯通电后，如临时停电，应断开电路，以防来电时无人看管造成火灾。

（4）电热毯最好铺在木板床上，并在电热毯上下各铺一层毛毯或薄棉褥，以防止电热丝来回折曲和剧烈揉搓，造成短路和断裂。

（5）给婴儿和生活不能自理的患者使用时，要经常查看电热毯的温度和潮湿程度，一旦短路、漏电能及时发现，以防止事故发生。

（6）最好选用有指示灯和保护装置的电热毯，便于观察是否处于通电状态，若发生短路等事故也能迅速自动切断电源。

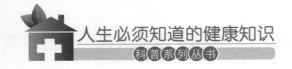
如何安全使用电吹风

电吹风通电时，人不能离开，更不能随便搁置在台凳、沙发、床垫等可燃物上，要养成使用完毕立即切断电源的习惯，特别是遇到临时停电或电吹风出现故障时更应如此。严禁在禁火场所及易燃、易爆等危险场所使用电吹风。

如何安全使用电熨斗

（1）使用电熨斗时操作人员不要轻易离开。

（2）在熨烫衣物的间歇，要把电熨斗竖立放置或放在专用的电熨斗架上，切不可放在易燃的物品上，也不要把电熨斗放在下面有可燃物质的铁板或砖头上。

（3）不随意乱放刚断电的电熨斗，应待其完全冷却后再存放起来。

（4）使用普通型电熨斗时切勿长时间通电，以防电熨斗过热，烫坏衣物，引起燃烧。

（5）不要使电熨斗的电源插口受潮，并应保证插头与插座接触紧密。

（6）电熨斗供电线路导线的截面不能太小，绝对不能与其他家用电器合用一个插座，也不要与其他耗电功率大的家用电器如电饭锅、洗衣机等同时使用，以防线路过载引起火灾。

如何安全使用电饭锅

（1）用电饭锅做汤、烧水后，不要忘记及时切断电源。

（2）电热盘和内锅表面不可沾有饭粒等杂物，以保证两者紧密接触。

（3）避免碰撞内锅，内锅若变形严重，应立即更换，更不要用普通铝锅代替内锅。

（4）使用时内锅要放正，且放下后应来回转动以保证与电热盘接触紧密。

（5）电饭锅的外壳、电热盘和开关等切忌用水清洗。

（6）不要违章拉接电源线为电饭锅供电，线路应防止接触松动，避免增大耗电功率。

如何安全使用空调

（1）空调的最佳安装方向是北面，其次是东面。空调不要安装在房门的上方，因为开门时会加速热空气的流入。空调可对着门安装，这样室内的空气压力可抵抗室外热空气流入。

（2）空调安装的高度、方向、位置必须有利于空气循环和散热，并注意与窗帘等可燃物保持一定的距离。空调运行时，应避免与其他物品靠得太近。

（3）停电时应将电源插头拔下，通电后稍待几分钟再接通电源。空调必须使用专门的电源插座和线路，不能与照明或其他家用电器合用电源线。导线载流量和电度表容量要足够，插头与电器元件接触要紧密。

（4）安装一次性熔断保护器，防止电容器击穿后引起温度上升而造成火灾。要求保险丝容量要合适，切不可用铁丝、铜丝代替。

（5）空调应定时保养，定时清洗冷凝器、蒸发器、过滤网、换热器，擦除灰尘，防止散热器堵塞，避免火灾隐患。

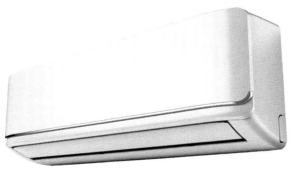

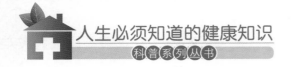
避险和自救

触电事故现场急救的基本原则

迅速、就地、准确、坚持。

（1）发现有人触电，必须保持头脑冷静，切忌惊慌失措，尽快断开与触电人接触的带电体，使触电人脱离电源，这是减轻触电伤害和实施紧急救护的关键和首要工作。

（2）救护人员必须熟悉触电紧急救护方法。当触电者脱离电源后，应根据其临床表现施行人工呼吸或胸外心脏按压法，按动作要领操作，以获得救治效果。

（3）抢救触电生命垂危者，一定要在现场或附近就地进行。切忌长途护送到医院，以免延误抢救时间。

（4）紧急抢救要有信心和耐心，不要因一时抢救无效而轻易放弃抢救。

（5）救护人员在救护触电者时，必须注意自身和周围人员的安全。当触电者尚未脱离电源，救护者也未采取必要的安全措施前，严禁用手直接拉触电者。

（6）若触电者所处位置较高，应采取相应措施，以防触电者脱离电源时从高处摔下。

（7）当触电事故发生在夜间时，应考虑好临时照明，以防切断电源时失去照明，不利于救护。

紧急救护的基本原则

（1）在现场采取积极措施保护伤员生命，减轻伤情，减少痛苦，并根据伤情的需要，迅速拨打"120"，让医生进行紧急救护。

（2）急救的成功条件是动作快、操作准确。任何拖延和操作错误都会导致伤员伤情加重或死亡。

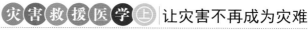

（3）要认真观察伤员全身情况，防止伤情恶化。发现呼吸、心跳停止时，应立即在现场就地抢救，用心肺复苏法支持呼吸和循环，对脑、心重要脏器供氧。应当切记，只有在心脏停止跳动时分秒必争地迅速抢救，救活的可能性才较大。

一旦发生触电事件应如何处理，应遵循哪些处理顺序

（1）需要当时进行急救。

（2）当受害人失去知觉，但呼吸正常时，将受害者平放。

（3）处理烧伤。

（4）处理电击。

（5）在需要急救时，送往医院；受害者昏迷、烧伤及有击伤症状时，向医院报告触电的所有信息。

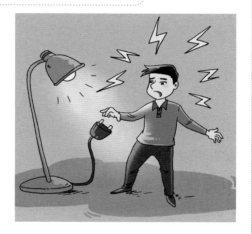

如何辨别电伤害者

除了靠近电源之外，受电击者可能处于昏厥状态而没有可见的电击征兆。接触高压电而造成强烈的肌肉收缩会把受害者扔到触电点外的地方。在有些遭电击的情况下，呼吸及心跳会同时停止。同时，在伤者皮肤上会出现青斑。有时，皮肤上有烧伤的现象也预示着是触电了。

如何帮助他人脱离触电

（1）低电压电源情况：在240伏以下时，关闭主电源或电表的开关，在不能很快找到主电源或者做到这一点时，在电源插头点切断电源或拔掉插头。重要的是从触电处移开伤者时，不要使另外的人受害。可以用干燥的绝缘材料，如报纸或者木头把伤者的手、脚包起来，拉开或者推离电源。不要直接接触伤者的身体。

（2）高压电源情况：因空中或地下动力线引起的事故，往往很严重并产生大火。重要的是在动力部门没有断电时，不能接近那个接触到或者躺在动力线附近的伤者，否则有可能会产生电弧。在高压的情况下，绝缘材料要有特殊的性能，并不是随手可得的。

对脱离电源后的触电者如何应急处理

（1）触电伤员如神志清醒者，应使其就地躺平，严密观察，暂时不要让其站立或走动。

（2）触电伤员如神志不清，应令其就地仰面躺平，且确保气道通畅，并用5秒时间，呼叫伤员或轻拍其肩部，以判定伤员是否意识丧失。禁止摇动伤员头部呼叫伤员。需要抢救的伤员，应立即就地坚持正确抢救，并设法联系医疗部门接替救治。

如何处理电烧伤，有哪些注意事项

（1）处理：对因电击造成的严重烧伤，固定受烧伤的部位是最重要的。用没有药物的干净的无菌布或者类似的材料，将烧伤部位盖上。如果可能，再绑上绷带。

（2）注意事项：注意不要让衣服使受伤肿大部位受到压迫；不要往伤口上涂任何药物；不要接触受伤部位；不要把附在受伤部位的东西取下；不要马上服药，可吸吮少量的凉开水，帮助受伤者补充失去的水分。

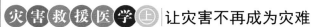

如何处理电击

在其他伤害都得到处理后，电击造成的外伤还存在着其他严重的后果，这是因为身体水分减少造成的。受害者感觉无力，体弱且口渴，呼吸急促；心跳会增加，但也可能变弱，不规则；皮肤苍白，发冷。

处理方法和注意事项有：尽量使受害者温暖，可用热毛巾、暖水袋等加温；松开紧身的衣服；有可能时，把腿抬高；不要从嘴喂食；尽量不要移动受害者。

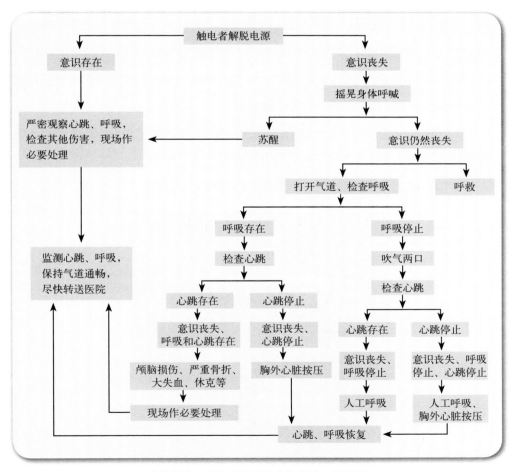

人体触电现场急救的具体步骤和处理措施图

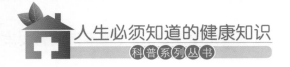

日常防灾减灾措施

如何预防电气事故的发生

（1）接地：使用金属的盒、管、架等提供一个与地相连的电极。应由有资格的人员定期对系统进行检查和测试。

（2）工作系统：在做电路及仪表工作时，要断开开关并锁好，工作人员要亲自对仪表进行检查，以保证其处于"断开"状态。为保证不直接参与工作的人员不被暴露在这种风险之中，要使用围栏及警示通知。所有的工具及设备都必须是绝缘的。

（3）绝缘：在靠近电路的非绝缘部分工作时，要考虑绝缘问题。可以使用各种永久或临时的绝缘体，如电缆套、橡皮套等。

（4）保险丝：这是一些置于电路之上的金属条，当电路过热时，就会熔断而使电路断电。不同的保险丝会在不同的预先确定的电流下熔断。

（5）电闸：当出现电流过大时，会采用电磁原理发现并自动切断电路。

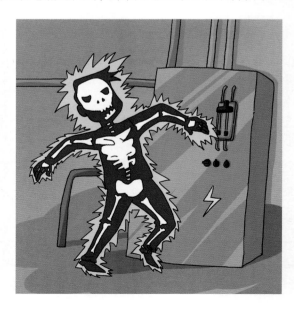

（6）漏电保护器：发现短路并切断电流。

（7）电气操作人员上岗资格：只有经过适当培训并有适当经验的人员才能从事安装、维护、测试及检验电气电路及设备的工作。

（8）静电：在粉尘及液体运动的过程中，会产生电荷，它会产生电火花并且会对粉尘云团及可燃蒸气起点火作用。此外，在其他工作环境下，静电会使工人烦躁，也可能因有静电火花而造成其他事故。预防静电的措施：接地；不使用或安装产生静电的设备；作业人员穿防静电鞋。

如何预防电气设备事故

选择及使用电气工具时，要记住如下要点：

（1）选择替代工具：用气动工具替代电动工具、装备。注意气动工具也有自身的危险。

（2）关闭电路及装置的闸门。

（3）降压：对每一个电路，都要使用其可能的最低电压。

（4）电缆及插座保护：要保护电缆及插座不受外界及环境影响（如雨水），这种影响有可能对电路及设备的完整性产生坏的作用。

（5）插销及插座：满足国家及地方的标准和规范，其适用的类别及形式都应正确。

（6）维护及测试：要由有资质的人士按照规定的时间间隔来进行，并以维护和测试的记录及数据作为基础，用于将来评估电路及装置的性能及质量和有没有损坏。

（7）设备选择：在粉尘及可燃气体环境下，对于所采用的设备的选择要谨慎考虑，通常选择法律法规认定可以使用的设备种类。

（本章编者：董兰、张仲文、王小路）

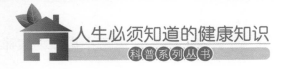

人生必须知道的健康知识
科普系列丛书

 核事故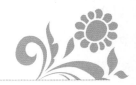

背景知识

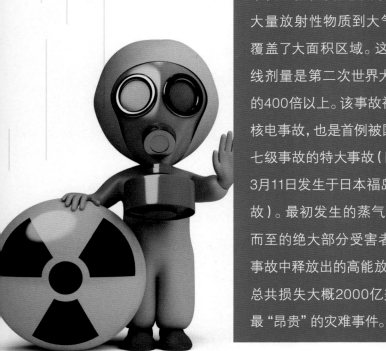

　　1986年4月26日凌晨1时23分，乌克兰普里皮亚季邻近的切尔诺贝利核电站的第四号反应堆发生了爆炸。连续的爆炸引发了大火并散发出大量放射性物质到大气层中，这些放射性尘埃覆盖了大面积区域。这次灾难所释放出的辐射线剂量是第二次世界大战时期广岛原子弹爆炸的400倍以上。该事故被认为是历史上最严重的核电事故，也是首例被国际核事件分级表评为第七级事故的特大事故（目前为止第二例为2011年3月11日发生于日本福岛县的福岛第一核电站事故）。最初发生的蒸气爆炸导致2人死亡，接踵而至的绝大部分受害者的病因及死因都归咎于事故中释放出的高能放射线。经济上，这场灾难总共损失大概2000亿美元，是近代历史中代价最"昂贵"的灾难事件。

214

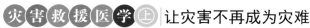
什么是"核事故"

核事故是指大型核设施（例如核燃料生产厂、核反应堆、核电厂、核动力舰船及后处理厂等）发生的意外事件，可能造成厂内人员受到放射损伤和放射性污染。严重时，放射性物质泄漏到场外，污染周围环境，对公众健康造成危害。

核电站与原子弹有何异同

（1）相同之处：二者燃料相同，基本原理相同（均为链式反应）。

（2）不同之处

1）燃料浓度不同：核电站2%~4%；原子弹大于90%。

2）装料方式不同：核电站为可控链式反应，能量缓慢释放；原子弹为不可控链式反应，能量瞬间释放。

3）核电站不管发生什么事故，因为燃料浓度和设计方式的不同，都不可能发生原子弹爆炸的大规模杀伤后果，但放射性物质释放量可以很高，会对环境和公众健康产生严重影响。

核事故（核事件）按严重程度分为几个等级

国际原子能机构（IAEA）和经济合作与发展组织核能机构（OECD/NEA）为便于核工业界、媒体和公众相互之间对核事件的信息沟通，联合制定了国际核事件分级管理办法，将核事件分为7级：较高的级别（4~7）被定为"事故"，较低的级别（1~3）为"事件"，不具有安全意义的事件被归类为分级表以下的0级，定为"偏离"，与安全无关的事件被定为"分级表以外"。

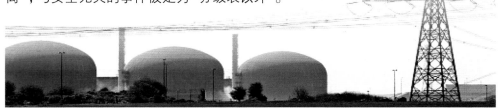

☢ 国际核事件分级表

级别	说明	实例
7级 特大事故	大型核装置（如动力堆堆芯）的大部分放射性物质向外释放，典型的应包括长寿命和短寿命的放射性裂变产物的混合物（数量上，等效放射性超过10^{16}Bq碘-131）。这种释放可能有急性健康影响；在大范围地区（可能涉及一个以上国家）有慢性健康影响；有长期的环境后果	1986年苏联切尔诺贝利核电厂（现属乌克兰）事故
6级 重大事故	放射性物质向外释放数量上（等效放射性超过10^{15}~10^{16}Bq碘-131），这种释放可能导致需要全面执行地方应急计划的防护措施，以限制严重的健康影响	1957年苏联基斯迪姆后处理装置（现属俄罗斯）事故
5级 具有厂外风险的事故	放射性物质向外释放（等效放射性超过10^{14}~10^{15}Bq碘-131），这种释放可能导致需要部分执行应急计划的防护措施，以降低健康影响的可能性。核装置严重损坏，这可能涉及动力堆的堆芯大部分严重损坏，重大临界事故或者引起在核设施内大量放射性释放的重大火灾或爆炸事件	1957年英国温茨凯尔反应堆事故、1979年美国三哩岛核电厂事故
4级 没有明显厂外风险的事故	放射性向外释放，使受照射最多的厂外个人受到几毫希沃特量级剂量的照射。由于这种释放，除当地可能需要采取食品管制行动外，一般不需要厂外保护性行动。核装置明显损坏。这类事故可能包括造成重大厂内修复困难的核装置损坏	1973年英国温茨凯尔后处理装置事故、1980年法国圣洛朗核电厂事故、1983年阿根廷布宜诺斯艾利斯临界装置事故
3级 重大事件	放射性向外释放超过规定限值，受照射最多的厂外人员受到十分之几毫希沃特量级剂量的照射，无须厂外保护性措施，导致工作人员受到足以产生急性健康影响剂量的厂内事件和/或导致污染扩散的事件。安全系统再发生一点问题就会变成事故状态的事件，或者如果出现某些始发事件，安全系统已不能阻止事故发生的状况	
2级 事件	安全措施明显失效，但仍具有足够纵深防御，仍能处理进一步发生的问题。导致工作人员所受剂量超过规定年剂量限值的事件和/或导致在核设施设计未预计的区域内存在明显放射性，并要求纠正行动的事件	
1级 异常	超出规定运行范围的异常情况，可能由于设备故障、人为差错，或规程有问题引起	
0级 偏差	安全上无重要意义	

　　1979年美国三哩岛核电厂事故属于5级事故，1986年苏联切尔诺贝利核电站事故属于7级事故，2011年日本福岛核电站事故属于7级事故。

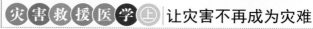
发生核电站事故时，危害人体健康的主要因素

如果核电站发生事故，反应堆内产生的混合产物（核裂变产物）可能会向周边地区释放出放射性物质。危害到人体健康的放射性核素主要为放射性碘和放射性铯。

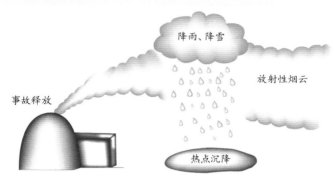

核电站事故放射性物质释放途径

发生核电站事故时，放射性物质是如何进入人体内的

如果防护不当，放射性碘和放射性铯可通过呼吸、饮食、皮肤和伤口进入机体。

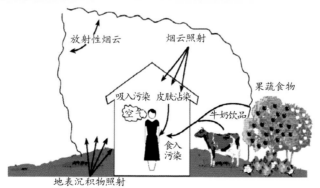

核事故烟云早期侵入人体途径

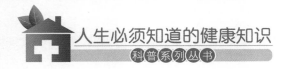

放射辐射基础知识

什么是放射性

简单地说,放射性是指元素从不稳定的原子核自发地发出射线的性质,具有放射性的核素被称为放射性核素。

什么是电离辐射

电离辐射是指能量高、能使物质产生电离作用的辐射。电离辐射又区分为电磁辐射,如γ(伽马)射线、X射线等,粒子辐射,如α(阿尔法)射线、β(贝塔)射线等。

什么是非电离辐射

非电离辐射是指能量低、无法使物质产生电离的辐射,例如太阳光、灯光、红外线、微波、无线电波、雷达波等。

辐射作用于人体有哪些方式

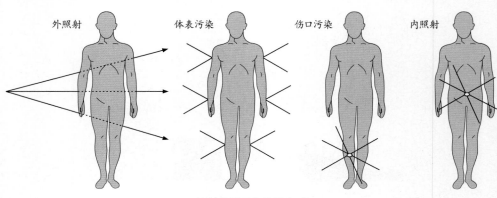

辐射作用于人体的方式

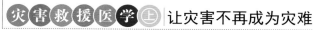

什么是外照射

外照射是指存在于体外的电离辐射源对机体的照射,如X射线、γ射线照射。

什么是内照射

放射性物质经由空气吸入、食品食入,或经皮肤、伤口吸收并沉积在体内,在体内释放出α粒子或β粒子,并对周围组织或器官造成照射,称为内照射。在正常作业或事故性释放时,放射性物质一般通过空气和水的途径进入周围环境,在环境中经不同的照射途径(包括食物链)最终到达人体。

如何对外照射进行防护

(1)远离放射源。

(2)缩短与放射源接触的时间。

(3)有效利用屏蔽物削弱射线作用于人体的强度。隐蔽在单层砖土房内所受剂量仅为户外的1/5~1/16,在地窖内约为1/12。在房屋内不同位置的屏蔽性能是:里间大于外间,墙角处大于屋正中大于门后。

如何对内照射进行防护

采用隐蔽、佩戴口罩、避免皮肤暴露和避免食用被放射性物质污染的食品和水等方法,防止放射性物质进入体内。

辐射剂量如何表示

辐射剂量通常用希沃特(Sv)和戈瑞(Gy)来表示。

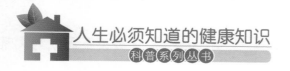
日常生活中，我们会接触到哪些电离辐射，对人体有何影响

　　我们每天都会接触到天然辐射，如乘飞机旅行2000千米约有0.01毫希沃特；每天抽20支烟，每年有0.5~1毫希沃特等。这是因为我们摄入的空气、食品、水中都有微量的天然放射性物质，比如氡气。

　　我们也可能接触到人工辐射，最为常见的人工辐射是放射诊疗，比如进行X线、CT检查等，接受一次胸片检查所受到辐射的体表平均入射剂量约为0.36毫戈瑞。

　　少量的辐射照射不会危及我们的健康。

如何测量个人受照剂量

　　个人接受的辐射照射包括外照射剂量测量、体表污染的测量、体内污染量的测量等，可采用物理、化学或生物学方法进行。

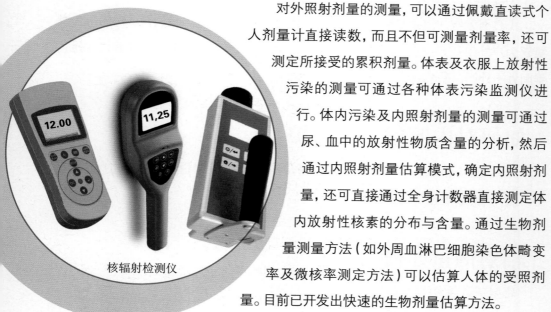

核辐射检测仪

　　对外照射剂量的测量，可以通过佩戴直读式个人剂量计直接读数，而且不但可测量剂量率，还可测定所接受的累积剂量。体表及衣服上放射性污染的测量可通过各种体表污染监测仪进行。体内污染及内照射剂量的测量可通过尿、血中的放射性物质含量的分析，然后通过内照射剂量估算模式，确定内照射剂量，还可直接通过全身计数器直接测定体内放射性核素的分布与含量。通过生物剂量测量方法（如外周血淋巴细胞染色体畸变率及微核率测定方法）可以估算人体的受照剂量。目前已开发出快速的生物剂量估算方法。

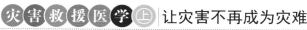
电离辐射效应如何描述和分类

可以用多种术语对电离辐射效应进行描述和分类。

第一类术语是根据效应出现的时间来描述,称为"早期"和"延迟"效应。早期效应一般指受照后几天到几个月内出现的后果;延迟效应表示照射所引起的长期后果以及多年之后才可能会出现的后果。

第二类术语根据人员受照时间的长短来描述,称之为"急性"和"慢性"照射。急性照射一般指数小时或更短时间内的照射,而慢性照射一般指延续数天或更长时间的照射。急性照射和慢性照射都可能造成早期效应和延迟效应。

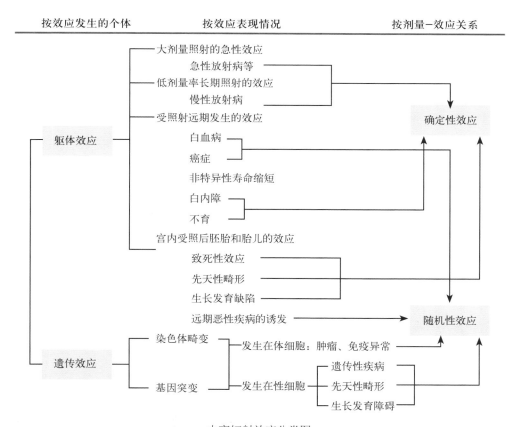

电离辐射效应分类图

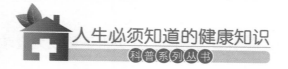
防护服能防辐射吗

防护服有三类。第一类是用于屏蔽电磁辐射的防护服，如孕妇防辐射服，可屏蔽一定电磁辐射，但不能防护电离辐射。第二类是X射线防护服，主要用于防护X射线，不能屏蔽高能γ射线。第三类是放射性污染防护服，用于核事故处理中防止放射性物质沾染，不能起到外照射防护作用。

辐射是如何对人体健康造成危害的

电离辐射对人体健康的影响与吸收剂量、剂量率以及受照组织或器官密切相关。辐射对细胞基因物质的损伤（DNA和有丝分裂器）能造成细胞死亡。如果受损伤细胞未死亡的话，则会导致细胞以及组织功能的改变。例如骨髓干细胞的死亡会导致血小板、白细胞和红细胞减少，造成易感染和出血。而存活下来的细胞中受损伤的DNA会引起突变从而增加致癌的危险。吸收剂量率对辐射损伤及人员伤害有重要影响。由于细胞本身具有对受损的基因物质进行修复的能力，因此在低剂量率下，这种修复机制能够减少细胞发生致死或非致死性损伤的概率。吸收剂量率将决定人员停留在现场的时间，以不增加其可能的远期影响的危险。

虽然辐射可能对人体造成损伤，但如剂量不高，机体可以通过自身的代谢对受损伤的细胞或局部组织进行修复，这种修复作用的大小，既与原初损伤的程度有关，又可能因个体间的差异而有所不同。

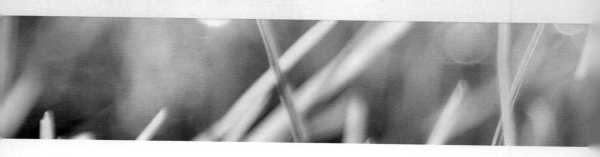

受到辐射照射后对健康会造成哪些影响

　　当辐射剂量超过一定的阈值时，就可能带来直接影响，比如皮肤发红、脱发、辐射烧伤以及急性放射病（ARS）。急性辐射综合征是一个含义较广的术语，指受照后数小时至数月内特定器官系统以及可导致死亡的严重损伤所表现出的各种症状和体征，这与产生血细胞的骨髓受到损伤有关。当发生核电站事故时，普通人群不太可能接触到造成此类后果的高剂量辐射。救援人员以及核电站工作人员更有可能接触到高剂量的辐射，造成急性影响。

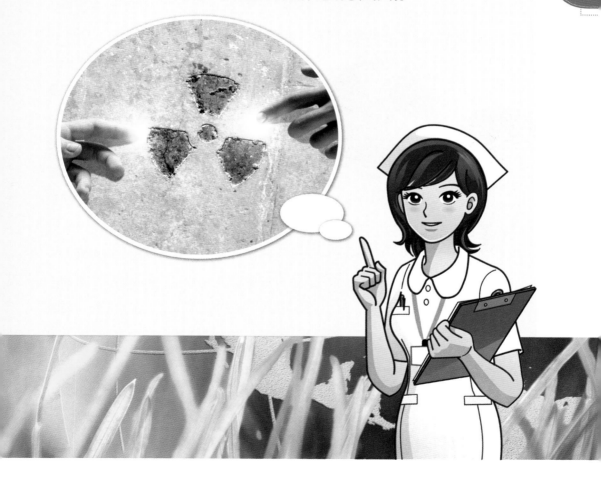

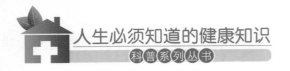
辐射暴露可能带来哪些长期影响

　　电离辐射与癌症(包括白血病)有关联,并且可能是1戈瑞吸收剂量水平以下的最重要的效应,中等剂量照射水平致癌的危险将随剂量的增加而增高,而对于包括放射治疗照射(几个戈瑞的器官剂量)在内的高剂量水平照射,其致癌危险降低,原因是很高剂量照射使得那些受到辐射损伤并有可能导致癌症的细胞死亡。

　　电离辐射既能诱发良性也能诱发恶性肿瘤,当个体剂量增加时,癌症发生的概率也增加,如在日本原子弹爆炸幸存者中,发生辐射暴露后白血病和罹患其他癌症的风险均有所上升。尽管辐射照射能诱发多种人类癌症,但不同组织对辐射致癌的敏感性差异很大,并且有些类型的肿瘤不会由辐射诱发(如慢性淋巴细胞白血病)。

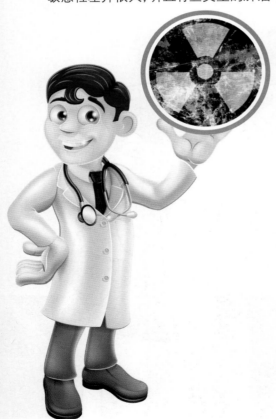

　　辐射诱发癌症的特点是具有潜伏期,即在受到照射和疾病出现临床症状之间需要一段时间。白血病的最短潜伏期为2~3年、骨癌3~4年、甲状腺癌4~5年、其他实体癌约为10年。辐射诱发的肿瘤无论从临床上还是从病理上与其他原因引起的肿瘤都无法区分。

　　但与我们理解不同的是,相对而言,电离辐射只是一种弱的致癌因素。例如,1950—1990年,对8.6万名广岛和长崎原子弹幸存者进行的跟踪调查表明,实体癌死亡的超额数仅为334人(7578例相对于7244例的期望值),白血病死亡的超额数仅为87人(249例相对于162例期望值),关于这一人群的流行病学调查还在继续。

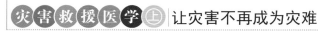

辐射照射对胎儿有何影响

　　胎儿受到的外照射剂量一般可根据辐射的类型和穿透能力、照射方向和母亲体表剂量等资料估算。如果能估算出子宫受辐射照射的剂量，则就能较为可靠地估算出胚胎或胎儿受辐射照射的剂量。在母体吸入或食入放射性核素的情况下，胎儿吸收剂量由化合物的物理性质和化学性质决定。易溶于水的或离子状态的化合物（例如碘化合物）能很容易穿过胎盘到达胎儿，而其他化合物则会被胎盘阻挡。

　　照射时间与效应关系密切（胎儿剂量）：

　　1~3周：对出生后的儿童不会有影响；

　　4~12周：可能发生畸形（0.1戈瑞阈值）；

　　8~25周：降低智商（0.1戈瑞阈值）；

　　3周至出生：可能诱发白血病和儿童期患癌症。

　　0.1戈瑞以下的胎儿剂量不会造成胎儿死亡、畸形、智力发育受损等实质性疾病和致癌危险。如果胎儿受照剂量低于这个数值，终止怀孕在医学上应认为是不正当的。

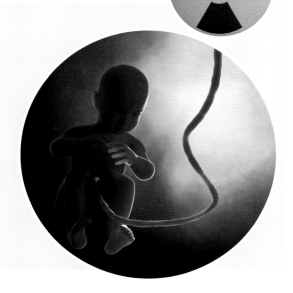

核电站发生事故后，多大范围内的公众可能会受到影响

　　为了在事故发生时能够及时、有效地采取保护公众的防护行动，事先在核电站周围划出制定有应急预案并做好适当准备的区域，称为"应急计划区"。

　　我国应急计划区划分为烟羽应急计划区和食入应急计划区。烟羽应急计划区是以核电站为中心、半径为7~10千米划定的区域，需做好撤离、隐蔽和服碘防护。食入应急计划区是以核电站为中心、半径为30~50千米划定的区域，需要做好食品、饮水控制的准备。

医学救援

辐射损伤医学处理现场应急人员的工作程序

现场应急响应人员推荐程序 *

(1) 现场应急人员应戴手套、穿防护服，每个人都要佩戴个人剂量计
(2) 病情不稳定的患者应尽快送往医院。放射性检测、去污或其他控制污染的措施可在救护车上进行，但不能干扰对患者的及时医治
(3) 如果病情稳定且现场条件允许，将患者转移至辐射水平低的地区，以免受到更多的照射。脱去患者外衣，用容易操作的棉被单或毯子将患者裹住。被单不能裹得太紧，做到既避免过热，医务人员又能够方便地接触患者
(4) 对患者在事故中造成的损伤进行治疗（如烧伤、切割伤等），如有必要，对放射病开展对症治疗（如服用抗呕吐剂等）。对开放性伤口，应敷上干净的敷料
(5) 不要让还未做放射性检测的病情稳定的患者上救护车。如果确定有污染，应先进行初步去污。先记录下放射性检测结果，再对患者进行去污

续 表

(6)	对病情稳定的患者，去污时用温水，洗掉放射性污染。去污从污染最重的部位开始，过程要柔和。记住这只是初步去污，到医疗单位后还将进行更全面的去污。去污后再进行一次放射性检测并记录下最后的结果。保存好所有的衣物、被褥和金属物件（珠宝、硬币和皮带扣等）。推荐做鼻拭子检测，以便检测是否有吸入性放射性污染。每一样物品都做上标签，写上患者的姓名、地点、时间和日期，分别放入合适的容器中，并在容器上醒目地标明："放射性——勿扔掉"
(7)	将患者送往医疗单位作进一步治疗。应事先通知医疗单位将要接收到辐射照射的患者，以便医疗单位制定相应的医疗方案。记住，辐射损伤患者本身并不一定具有放射性，但是他们的皮肤或衣物上可能会沾染上放射性物质。对一线响应人员的防护注意力应集中在辐射源上
(8)	现场响应人员在尽职尽责的同时，应牢记下述防护基本原则： 时间：减少受照射时间； 距离：增加与辐射源的距离； 屏蔽：在人员和辐射源之间使用屏蔽物

* 来自《武器或大规模破坏的意外事故计划（FBI，1998）》。

现场伤员如何分类

（1）首先应处置存在危及生命的损伤，有此类损伤的人员首先要稳定其病情，若有可能，应立即送往医疗部门，并根据患者的生命体征决定如何采集患者体表或体内受污染的情况。可在现场、送往医疗单位的途中或在医院进行采集。然后要将患者数目、损伤性质以及是否怀疑受到污染等情况，通知接收患者的医院。

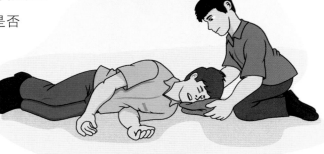

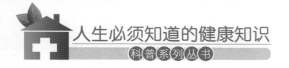

（2）对受到污染的人员应进行隔离，以便在送往医院进行最终治疗之前或运送途中接受初步去污处理，对其他受伤人员可进行分类，并根据标准医学分类手册进行治疗。

（3）仅受到体外污染，且又无其他损伤的人员可以在医院以外的地方进行去污。

（4）未发现明显体外污染，但可能因伤口、吸入或食入等途径造成体内污染的患者，可在常规治疗室或急诊室内接受治疗。但是需要注意的是，其血液、呕吐物、尿或粪便等可能带有放射性污染，处理时应当小心。

（5）对伤口中嵌入大量放射性物质的患者要特别注意，因为活化金属的比活度很高，可对救治人员造成辐射伤害。

如何评价患者的放射性

受伤人员的放射性评价必须由受过放射卫生训练的人员来做，同时必须有医务人员在现场监督。

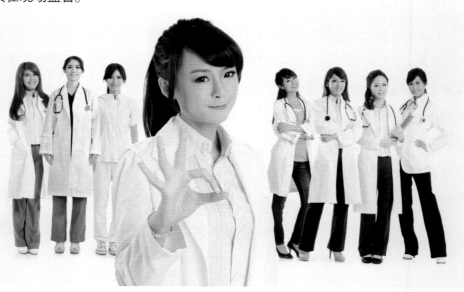

这种评价包括辐射测量及收集与患者去污和治疗有关的资料。所用的仪器必须对贯穿性和非贯穿性辐射都敏感（如带有薄壁或入射窗的盖革-弥勒计数管）。小心避免探头接触到患者或其他可能被污染的表面而造成污染。如果患者处于被污染的地区，应当在现场高级医务人员的监督下，将患者移至污染较低的地方。必须记录下每个患者的放射性分布情况以及做出相关标记，如伤口的位置。管理方面的资料如患者姓名、检测人员的姓名、检测时间、日期和地点、所用仪器的类型和序号等都应作记录。事先应当准备好带有解剖学示意图的检测表，以便于记录。

以下列举需要收集的信息内容，可由医疗或放射卫生人员在现场或者到医院的运送途中采集，这些内容会对受放射性污染人员的早期医学处理有所帮助。

1. 事件详情

（1）核事故何时发生及事件发生的详情？

（2）最可能的照射途径是什么？

（3）可能会有多少放射性物质？

（4）已发生何种损伤？

（5）除了放射性核素污染外，还可能存在哪些可能的医学问题？

（6）事故现场做过哪些测量（例如空气监测、擦拭法、固定式辐射监测仪、鼻腔擦拭物计数、皮肤污染水平等）？

（7）除了放射性核素外，是否还有工业、生物或化学等其他物质？

（8）对上述内容是否已进行过处理，何种处理？

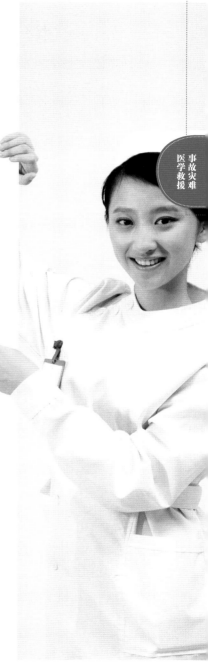

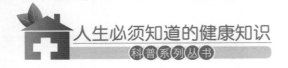
2. 患者现状

（1）如果知道的话，患者受到的污染是何种放射性核素？

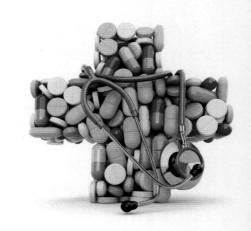

（2）在体表何处做了何种辐射测量？

（3）患者是否还受到贯穿性辐射照射？如果有可用的剂量测量资料，从佩戴的个人剂量计如胶片佩章、热释光剂量计或袖珍电离室中能得到哪些资料？如果还没有剂量数据，预计何时能得到？

（4）有关含有放射性核素的化合物的物理及化学性质的资料哪些是可用的（例如溶解度、粒子大小等）？

（5）做过哪些去污染尝试？效果如何？

（6）已采用了哪些治疗措施，例如使用阻断剂或同位素稀释法等？

3. 患者随访

（1）患者在事故现场脱下的衣物是否被保存起来？

（2）收集了哪些排泄物？

（3）谁有样品？

（4）计划做哪些分析？何时做？

受到污染但没有其他严重损伤的人员如何去污

消除体外污染一般都是从最有效的行动开始：脱去受污染者的外衣。这样做通常可去掉大部分的表面污染。脱下的衣物应放置在密闭容器中（例如塑料袋），每一个容器都应贴上标签，写有患者的姓名、地点、时间和日期，并且醒目地标记着：

"放射性——勿扔掉"。以后可能要对这些东西进行分析,鉴明放射性核素或可能作粒度分析,为作吸入内照射评价提供帮助。脱去受污染的衣物后,如果怀疑有吸入照射,用两个干净的棉签分别从两个鼻孔取样,以备以后分析。然后,根据污染范围和患者的健康状况,进行全身淋浴。

对局部性的污染作简单冲洗总是很有必要的,使用加或不加洗涤剂的温水一般效果都很好。不要用热水,以免因充血而增加皮肤对污染物的吸收。也不要用冷水,以免皮肤因毛孔收缩而将放射性污物陷在里面。对未破损的皮肤,应从污染程度最重的部位开始去污,推进至污染程度较轻的部位,要尽最大努力避免原本清洁的部位受到污染。未破损的皮肤是防止内污染的有效屏障,因此应尽量避免刺激或破坏这道屏障,诸如剃须或用力擦洗等步骤都应当禁用。

去污时应先采用最不伤害皮肤的方法,逐步过渡到伤害作用较大的方法,一定不要损伤或刺激皮肤。从患者身上清除下来的放射性物质应保存好,以备将来分析,鉴明放射性核素种类。

一般说来,做到完全去污是不可能的,因为总有些放射性物质会固定在皮肤表面。通常,去污能做到将污染水平降低到原来水平的1/2就足够了。在任何情况下,只要测量仪器指示去污已不可能再有成效时,去污工作就应再行评价或终止。另外,应当注意到在现场去污只能做到环境条件允许的程度。

当需要去污的人数很多时,不可能为每个人都提供单独服务。在这种情况下,应当把预计受到污染的人员送到淋浴设备较多的场所(如运动中心、驻军单位等),或在气候条件好的情况下,在户外建立临时淋浴设施。在有些情况,主管部门也可以考虑发放一些指南,让等候疏散的人们在家中进行淋浴。

内污染由于常常难以去除且会在体内滞留很长时间,所以比外污染问题要大得多。因此,在确定消除外污染的步骤时,应当尽量减少或防止患者及工作人员受到内污染。停留在未破损皮肤表面的放射性核素很少会对患者或医务人员产生足以致伤的高剂量照射。

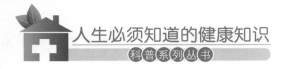
如何处置有创伤或烧伤的患者

对未受到污染的开放性伤口，应敷防水敷料以防止交叉污染，也可以用手术纱布轻轻擦洗或冲洗受污染的伤口。应谨慎考虑用清创术来去除污染，因为放射性污染多在伤口表面，但如果有需要进行外科手术处理的伤口，则应考虑外科手术。

对被放射性物质污染的烧伤伤员不能立即全面清洗伤口以消除污染。因为，如果热烧伤是广泛的，则任何清洗都可能导致患者体温降低和血压过低，即使是局限性的热烧伤，擦洗会因可能去掉了伤口边缘可存活的皮肤，而增加烧伤治疗的难度。由于烧伤组织中没有血液循环，污染将停留在坏死组织中，所以只要处理恰当，患者不大可能会受到内污染。通常对局部烧伤应先进行柔和的冲洗，然后盖住伤口，几天后渗出的液体会把污染物带到敷料上而清除。另外，不要把水疱弄破，对已破的水疱应进行冲洗，并按照适当的烧伤规程进行治疗。

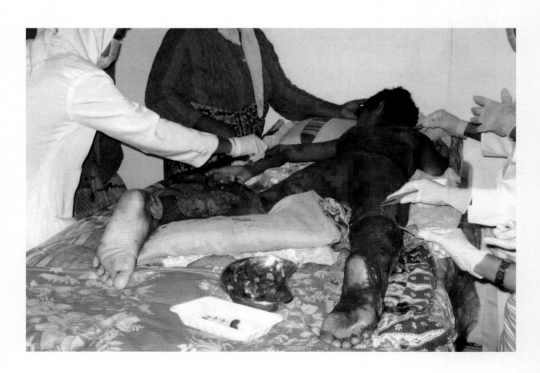

避险和自救

一旦发生核事故，周边地区公众应该怎么办

一旦发生核事故，周边地区公众应当首先从政府部门获取关于核事故的正确消息，切记不可轻信谣言或小道信息。受污染地区的居民应根据政府部门的通知和要求，采取保护自己的必要的防护措施，如选用就近的建筑物进行隐蔽，关闭门窗，关闭通风设备，直至安排实施有组织、有秩序的撤离。出现核事故时，公众应保持心态平稳，不要恐慌。

什么情况下需要采取个人防护措施

当大气被放射性物质污染时，要采取隐蔽在室内的措施，避免外出。如果需要外出，应采取一些个人防护措施，如用口罩、手帕、毛巾、布料等捂住口鼻以减少放射性物质的吸入。体表的防护可用各种日常服装，包括帽子、头巾、雨衣、手套和靴子等。

对已受到或疑似受到体表放射性污染的人员应进行去污处理，受污染人员可采用淋浴方式去污，受污染的衣服、鞋、帽等应脱下，可用塑料袋封存，由专

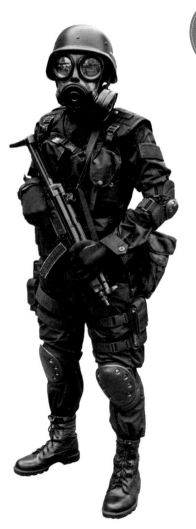

医学救援　事故灾难

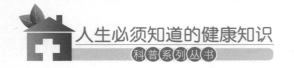

业人员处理，以防止将放射性污染扩散到未被污染的人员或物品。

如何进行自我保护

避免恐慌，及时收听广播或收看电视，按照政府的指示行动。在可能有放射性污染存在的情况下，待在室内。

什么情况下服用稳定性碘

核事故发生后，事故周边地区人员有可能摄入放射性碘。放射性碘摄入后主要

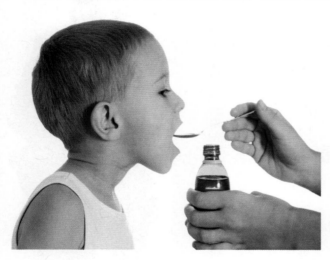

沉积在甲状腺内，导致甲状腺受到照射，此时服用稳定性碘可减少甲状腺吸收放射性碘。对成年人推荐的服用量为100毫克，3~12岁的儿童，服用量为50毫克，1个月~3岁以下儿童服用量为25毫克，新生儿~1个月婴儿服用量为12.5毫克。

碘盐等含碘食品能否替代碘片

碘盐中碘的存在形式是碘酸钾（KIO_3），在人体胃肠道和血液中转换成碘离子后被甲状腺吸收利用。目前市面上碘盐中碘的含量约为35毫克/千克。成人需要一次摄入碘盐约3千克，才能达到预防效果，远远超出人类能够承受的盐的摄入极限。因此，通过食用碘盐达不到阻止放射性碘沉积到甲状腺的目的。

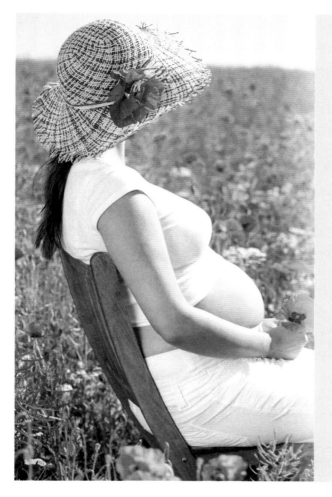

孕妇可以服用碘化钾药片吗

只有在接到有关部门的通知时，孕妇才应当服用碘化钾药片。这是因为孕妇的甲状腺与其他成人相比能够更快地沉积放射性碘，也由于胎儿的甲状腺因母亲服用碘化钾药片也会阻止放射性碘的沉积。

放射性物质是如何污染食品的

如果发生了核事故放射性物质泄漏，食品可能受到放射性物质的污染。从空气中或者雨水沉降下来的放射性物质，沉积到水果和蔬菜等食物的表面或者动物饲料中，可使其具有放射性。随着时间的推移，由于放射性核素通过土壤进入了农作物或者动物体内，食品中的放射性很有可能升高；流入河流、湖泊或大海，这些地方的

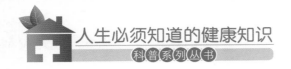

鱼类和贝类体内可能会积聚放射性核素。奶牛吸入被放射性污染的空气或食入被放射性污染的食物后,牛奶中也可能含有放射性物质。

包装好的食品不可能受到放射性污染。例如罐装食品或者塑料包装食品,只要这些食品是密封的,内部就不会受到放射性物质污染。

在突发事件中及事件后
如何控制情绪和保持良好的心态

核事故发生后,因为辐射看不见、摸不着,无法感知,公众无法对接受暴露或遭受污染的程度有一个直观的判断,再加上一些核辐射事件如广岛、长崎原子弹爆炸和切尔诺贝利核电站事故的历史阴影以及对电离辐射导致健康危害的一知半解的认识,比如辐射可能导致人员死亡、辐射能导致癌症和后代出现先天性和遗传性

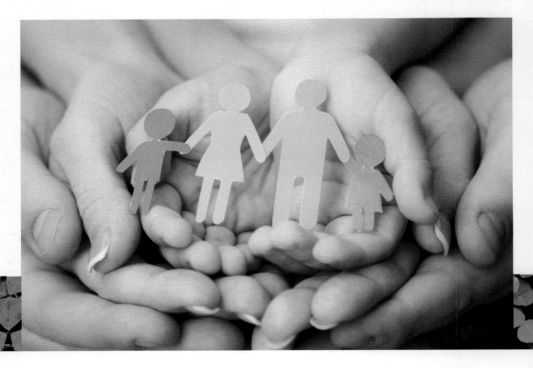

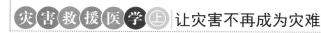

疾病等，公众往往会对核事故产生恐惧，甚至出现一些不良的心态和行为。

要相信政府和权威专业机构会及时发布有关事故的信息。涉及广大公众健康的事故信息一定是透明和公开的。

因为核辐射及其健康危害专业性较强，可以到有关政府部门、专业机构的网站上查看有关知识。不要轻信道听途说的消息。

核事故时的公众应急防护措施，包括附近地区居民的撤离、稍远地区的就地避迁，以及必要时口服碘片等。这些措施都是要经过缜密的代价利益分析，采取哪一项行动都有相应的启动条件，切忌胡乱猜测，盲目行动。一定要听从政府和权威机构的指令。

从核事故附近地区疏散出来的公众可以参加一些社区组织的活动，转移注意力，松弛精神紧张。彼此可以多开开玩笑，自我解嘲，冲淡沉闷气氛，多与亲朋好友交流，倾吐感情和感受。

某些核事故附近地区的公众有一些因为核事故带来的不良行为，如咒骂、怨天尤人、挑衅、蛮不讲理、抑制、退缩和消极、孤立感等，这是人的正常反应，是短暂的、一过性的，是可以理解的，绝大多数人一段时间后会消失。如果有影响家庭生活和工作或持续时间较长（比如超过6周）的严重心理问题，要到相关正式医疗机构寻求帮助。

其他地区的公众要知道，即使是从核事故附近地区撤离和疏散出来的居民，经过放射性检验和必要的洗消后，他们本身是没有被污染的，与他们接触是不会被污染的。不要歧视来自污染地区的居民。

远离核事故地点的公众要保持乐观心态，不要过多考虑核事故及其后果。

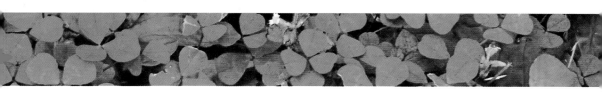

化学品事故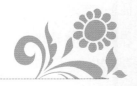

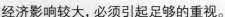

背景知识

　　2013年8月31日，位于上海市丰翔路1258号的上海翁牌冷藏实业有限公司发生液氨泄漏事故，造成15人死亡，25人受伤。2014年3月1日14时45分许，晋济高速公路山西晋城段岩后隧道内，2辆运输甲醇的铰接货车追尾相撞，前车甲醇泄漏起火燃烧，隧道内滞留的另外2辆危险化学品运输车和31辆煤炭运输车等车辆被引燃引爆，造成40人死亡、12人受伤和42辆车烧毁，直接经济损失8197万元。2014年7月19日凌晨2时57分，湖南省邵阳市境内沪昆高速公路1309千米33米处发生了特别重大道路交通危险化学品爆燃事故，致使大客车、轻型货车等5辆车被烧毁，造成58人死亡、2人受伤，直接经济损失5300余万元。危险化学品事故危害严重，对社会、经济影响较大，必须引起足够的重视。

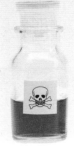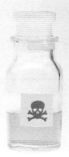

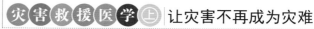

什么是危化品事故

　　危化品事故是指因危险化学品，如苯、液化气、汽油、甲醛、氨水、二氧化硫、硫化氢、农药、液氯等造成的伤害事故。危险化学品一般具有爆炸性、易燃性、毒性、腐蚀性等特点。

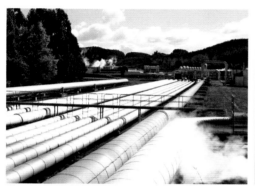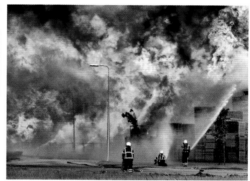

全球十大环境污染事件

（1）马斯河谷烟雾事件（1930年）

　　在狭窄的比利时马斯河谷里有炼油厂、金属厂、玻璃厂等许多工厂。12月1日至5日的几天里，河谷上空出现了很强的逆温层，致使13个大烟囱排出的烟尘无法扩散，大量有害气体积累在近地大气层，对人体造成严重伤害。一周内有60多人丧生，其中心脏病、肺病患者死亡率最高，许多牲畜死亡。这是20世纪最早记录的公害事件。

（2）洛杉矶光化学烟雾事件（1943年）

　　1943年夏，美国西海岸洛杉矶市的250万辆汽车每天燃烧掉1100吨汽油。汽油燃烧后产生的碳氢化合物等在太阳紫外线照射下引起化学反应，形成浅蓝色烟雾，使该市大多市民患了眼痛、头疼病。后来人们称这种污染为光化学烟雾。1955年和

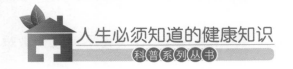

1970年洛杉矶又两度发生光化学烟雾事件,1955年有400多人因五官中毒、呼吸衰竭而死,1970年使全市3/4的人患病。

(3)多诺拉烟雾事件(1948年)

美国的宾夕法尼亚州多诺拉城有许多大型炼铁厂、炼锌厂和硫酸厂。1948年10月26日清晨,大雾弥漫,受反气旋和逆温控制,工厂排出的有害气体扩散不出去,全城14000人中有6000人眼痛、喉咙痛、头痛、胸闷、呕吐、腹泻,此次事件最终造成17人死亡。

(4)伦敦烟雾事件(1952年)

自1952年以来,伦敦发生过12次大的烟雾事件,祸首是燃煤排放的粉尘和二氧化硫。烟雾逼迫所有飞机停飞,汽车白天开灯行驶,行人走路都困难,烟雾事件使呼吸疾病患者猛增。1952年12月,5天内有4000多人死亡,2个月内又有8000多人死亡。

(5)水俣病事件(1953年、1956年)

日本熊本县水俣镇一家氮肥公司排放的废水中含有汞,这些废水排入海湾后经过某些生物的转化,形成甲基汞,这些汞在海水、底泥和鱼类中富集,又经过食物链使人中毒。当时,最先发病的是爱吃鱼的猫。中毒后的猫发疯痉挛,纷纷跳海自杀。没过几年,水俣地区连猫的踪影都见不到了。1956年,出现了与猫的症状相似的患者,因为开始病因不清,所以用当地地名命名。1991年,日本环境厅公布的中毒患者仍有2248人,其中1004人死亡。

(6)骨痛病事件(1955年、1972年)

镉是人体不需要的元素。日本富山县的一些铅锌矿在采矿和冶炼中排放废水,废水在河流中积累了重金属"镉"。人长期饮用这样的河水,食用浇灌含镉河水生产的稻谷,就会得"骨痛病"。患者骨骼严重畸形、剧痛,身长缩短,骨脆易折。

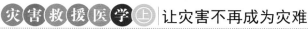

（7）日本米糠油事件（1968年）

先是几十万只鸡吃了有毒饲料后死亡。人们没深究毒的来源，继而在北九州一带有13000多人受害。这些鸡和人都是吃了含有多氯联苯的米糠油而遭难的。患者开始眼皮发肿，手掌出汗，全身起红疙瘩，接着肝功能下降，全身肌肉疼痛，咳嗽不止。这次事件曾使整个西日本陷入恐慌中。

（8）印度博帕尔事件（1984年）

1984年12月3日，美国联合碳化公司在印度博帕尔市的农药厂因管理混乱，操作不当，致使地下储罐内剧毒的甲基异氰酸脂因压力升高而爆炸外泄。45吨毒气形成一股浓密的烟雾，以每小时5000米的速度袭击了博帕尔市区。近2万人死亡，20多万人受害，5万人失明，孕妇流产或产下死婴，受害面积40平方千米，数千头牲畜被毒死。

（9）切尔诺贝利核泄漏事件（1986年）

1986年4月26日，位于乌克兰基辅市郊的切尔诺贝利核电站，由于管理不善和操作失误，4号反应堆爆炸起火，致使大量放射性物质泄漏。当时西欧各国及世界大部分地区都测到了核电站泄漏出的放射性物质。31人死亡，237人受到严重放射性伤害。基辅市和基辅州的中小学生全被疏散到海滨，核电站周围的庄稼全被掩埋，少收2000万吨粮食，距电站7千米内的树木全部死亡。此后半个世纪内，10千米内将不能耕作放牧，100千米内不能生产牛奶……这次核污染飘尘给邻国也带来严重灾难。这是世界上最严重的一次核污染。

（10）剧毒物污染莱茵河事件（1986年）

1986年11月1日，瑞士巴塞尔市桑多兹化工厂仓库失火，近30吨剧毒的硫化物、磷化物与含有水银的化工产品随灭火剂和水流入莱茵河。顺流而下150千米内，60多万条鱼被毒死，500千米以内河岸两侧的井水不能饮用，靠近河边的自来水厂关闭，啤酒厂停产。有毒物沉积在河底，使莱茵河因此而"死亡"20年。

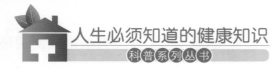

如何科学应对化学突发事件

刺激性气味气体扑面而来时，可用毛巾或其他针织品浸湿后捂住口鼻，最大限度地保护呼吸系统不被灼伤；应在统一指挥下进行疏散，疏散的安全点应该处于上风向口，居民应逆风逃生。

当危化品大量泄漏，并在泄漏处稳定燃烧时，在没有绝对把握制止泄漏的情况下，不能盲目灭火，一般应在制止泄漏成功后再灭火。否则，极易引起再次爆炸、起火，将造成更加严重的后果。

日常生活中可能出现哪些化学事件

化学腐蚀，有毒气体污染，酸雨，化学物质粉尘污染，危险化学物质的燃烧或爆炸事故，有毒化学物质的水域污染，石油泄漏污染，重金属污染，有毒物质的土壤污染，核泄漏等。

有害气体泄漏会对我们造成什么影响

有害气体可令人眼睛感到刺痛、流泪不止，头晕恶心，胸闷和呼吸困难等，严重者可窒息死亡。

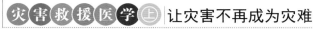

避险和自救

一旦发生危化品泄漏，我们该怎么办

（1）呼吸防护：确认发生毒气泄漏或危化品事故后，应立即用湿手帕、毛巾等捂住口鼻，最好能及时戴上防毒面罩。

（2）撤离：沿上风方向迅速撤离。

（3）转移：发现有人中毒，要将其转移到空气新鲜的地方，脱去污染衣服，迅速用大量清水和肥皂水清洗被污染的皮肤，同时注意保暖；眼部受污染者，用清水至少持续清洗10分钟；因中毒晕倒者，取出口、鼻呼吸道异物，保持呼吸通畅；若呼吸停止，做人工呼吸和心脏按压，严重者速送医院抢救。

（4）报警：发现被遗弃的化学品，不要捡拾，应立即拨打电话报警，说明具体位置、包装标志、大致数量以及是否有气味等情况。

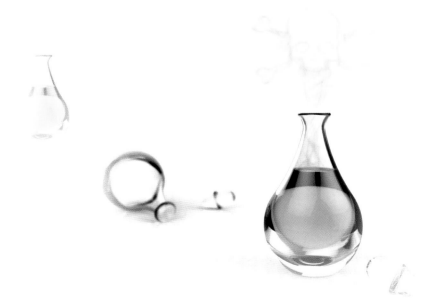

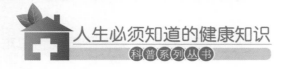
危化品泄漏时如何自我防护

（1）皮肤防护：尽可能戴上手套，穿上雨衣、雨鞋等，或用床单、衣物等遮住裸露的皮肤。如已备有防化服，要及时穿戴。

（2）眼睛防护：尽可能戴上各种防毒或非防毒眼镜、潜水镜、护目镜等。

如果外界有害气体泄漏，在家中需要采取哪些保护措施

（1）让家人回到家中。

（2）关闭门窗。

（3）关闭空调，拔掉插头，进入门窗较少和有水源的房间，一般可选择洗手间。

（4）将门窗缝用布、毛巾等物品堵严。

（5）如果时间允许，尽量用塑料布覆盖门窗缝，以减少有害气体进入，更好地保护家人。

（6）可通过收音机、电视机保持与外界联系，等危险解除后再离开。

（7）如果有人中毒，马上拨打"120"求助。

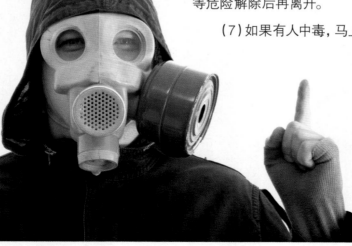

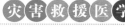

踩踏事故

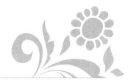

背景知识

　　2014年12月31日23时35分许，正值跨年夜活动，很多游客和市民聚集在上海外滩迎接新年，黄浦区外滩陈毅广场进入和退出的人流对冲，致使有人摔倒，发生踩踏事故，造成36人死亡，49人受伤。我们对逝去的生命感到遗憾和惋惜，同时呼吁更多人学习踩踏事故的防灾知识，提高应急逃生能力。

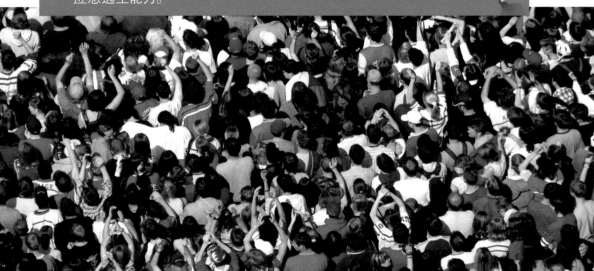

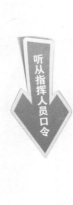

什么是踩踏事件

踩踏事件一般指在某项大型人群聚集性活动过程或人群聚集场所突发的，因聚集在某处的人群过度拥挤，致使一部分甚至多数人因行走或站立不稳而跌倒未能及时爬起，出现短时间内无法及时控制、制止的混乱场面，造成人员被人踩在脚下或压在身下导致受伤甚至死亡的状况。

哪些原因可以引发踩踏事件

近年来国内外发生的众多造成严重人员伤亡的踩踏事故，无论起因如何，都有一个共同点：在人员密集地点，少数人发生异常情况，流言引起人群激动、恐慌和混乱，秩序难以维持，最终酿成悲剧。公共场所发生人群拥挤踩踏事件非常危险。在那些空间有限、人群又相对集中的场所，如球场、商场、狭窄的街道、室内通道或楼梯、影院、酒吧、超载的车辆、航行中的轮船等地方都有着潜在的踩踏危险。

不要逆行

发扬团队精神

听从指挥人员口令

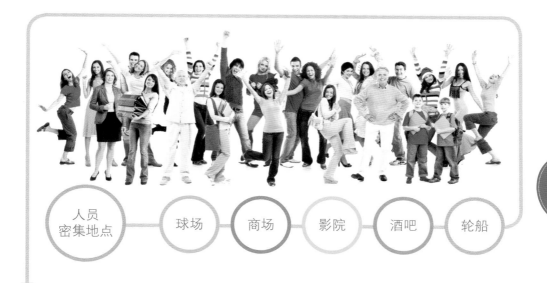

用什么来衡量踩踏事件的严重程度

一般依据踩踏事件的发生地点、人群密集度、规模大小、受伤人数、死亡人数，以及直接造成的经济损失等方面来综合判断和衡量踩踏事件造成的严重程度。

目前对踩踏事件认识的误区

很多人认为只有在狭窄的区域才会发生踩踏，即所谓瓶颈流现象，才会有踩踏。就是当有一个喇叭形的进口，越往前面越窄，后面推前面，人群密度越来越高，才会发生踩踏现象。瓶颈固然是事故多发带，比如桥梁、地下通道。但是瓶颈流很难解释为什么在没有任何遮挡物的旷野也会发生踩踏现象。踩踏现象的发生不一定要有瓶颈。

踩踏事件离我们遥远吗

很多人都会认为自己离踩踏事件很遥远，其实这种风险随时存在，就在我们身边。我们会经常乘车、去超市、看电影、看演出、去露天场地参加娱乐活动,去公园看灯会。当人们在极度拥挤、情绪激动的情况下,微小事情都会很快改变集体的情绪,引发恐慌,导致推搡、踩踏发生。流言传播,无疑又会给人们的不安情绪火上浇油,加剧灾难。面对这种形势,及时向尽可能多的参加者传递真实信息,更有助于抚平人们的情绪、消解恐慌。踩踏事件提醒人们,改变认识,提高警惕,防范类似悲剧的重演,避免生命的损失。在公共活动范围内,因形式更加多样化、内容更加丰富,参加者应根据集会和参与活动的特点,有针对性地采取自我保护和防范措施,学会必要的自救技巧。

怎样预知踩踏事件即将来临

人群较为集中时,前面有人摔倒,后面人未留意,没有止步;人群受到惊吓,产生恐慌,如听到爆炸声、枪声,出现惊慌失措的失控局面,在无组织、无目的的逃生中,相互拥挤踩踏;人群因过于激动(兴奋、愤怒等)而出现骚乱,易发生踩踏。

医学救援

踩踏事件所致的常见伤病有哪些

踩踏造成的挤压伤是外科中一种非常特殊的伤,一般外伤可能只有一处受损,但挤压伤由于重物压在伤者的身上,会造成多个脏器的损伤。

踩踏造成的挤压伤在外科创伤中属于多发伤,也就是一次性的暴力事件造成的两个或两个以上的脏器同时受到损害的状况。在踩踏事件中造成挤压伤的特点是伤者多,每个伤者受伤的部位也多。

从患者外表看，可能存在肢体骨折，而且多是开放性的骨折，有时都能看见断裂的白骨刺破皮肤，暴露在外面。另外就是外表看不出来的内出血，表现可能是皮肤上有瘀血或瘀斑，非常危险。

更为致命的是挤压伤可能造成肾衰竭，因为肌体受到长时间的重压后容易产生大量的肌红蛋白，这些物质随着破裂的组织进入血液循环，由于人的自体免疫性，使体内脏器尤其是肾脏受到免疫性伤害。

踩踏事件多和人多混乱有关。前面在发生了跌倒等意外时，后面的人在人流的裹挟中也很难收住脚，只能一个接一个地踏在前面倒地的人身上。由于腹部、胸部等都是人非常脆弱的部位，万一被多人踩踏后容易造成多脏器的衰竭。即使是趴在地上，被人踩到背部也不行，因为背部的肌肉非常薄，不能完好地保护体内脏器。

另外，倒地之后神经系统也会受伤，被踩到头部或颈部造成的损伤，都是外伤中最严重的。脑部受伤的人很难活命，颈椎被挤压会形成截瘫。

最严重的是在踩踏事件中当场死亡。

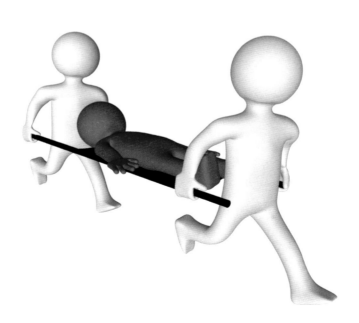

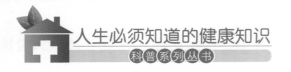
踩踏事件医学救援的主要措施和方法

对肢体肿胀严重者，应注意外固定包扎的松紧度。局部敷用消肿散以助消肿。如肿胀异常，应立即松解外固定及敷料，制动伤肢，切忌按摩和热敷。经一段时间观察血液循环仍不改善，应及时手术切开减压，以确保肢体安全。晚期，伤肢有严重血运障碍或无血运，肢体确定无功能，有全身中毒症状，经过减张引流后仍不缓解，或合并气性坏疽者应截肢，以免发生致命性并发症。

什么是挤压综合征

当四肢或躯干肌肉丰富的部位被外部重物长时间挤压，或长期固定体位的压迫，解除压迫后出现以肢体肿胀、肌红蛋白尿、高血钾症为特点的急性肾衰竭，称为挤压综合征。多在意外事故、自然灾害及战争时发生。

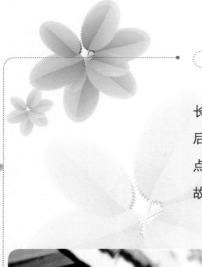

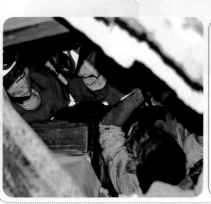

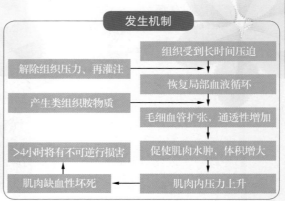

发生机制

解除组织压力、再灌注	→	组织受到长时间压迫
		↓
		恢复局部血液循环
产生类组织胺物质		↓
		毛细血管扩张，通透性增加
		↓
>4小时将有不可逆行损害		促使肌肉水肿，体积增大
		↓
肌肉缺血性坏死	←	肌肉内压力上升

1. 临床表现

以全身变化为重,而局部只有肢体肿胀、皮肤压痕、皮下瘀血及周围水疱。有时外观可无明显变化,早期常延误诊治。全身变化可有休克、肌红蛋白尿、肾功能衰竭、高钾血症、酸中毒。特点是病情重、变化快,伤后应详细询问挤压时间及伤情,密切观察血压、脉搏及尿色、尿量,注意伤肢肿胀情况,局部皮肤颜色、温度,伤肢感觉及运动情况,如有阳性体征,要警惕挤压综合征的发生并及时处理。

2. 急救原则

(1)在事故或战场中,急救人员应迅速进入现场,积极抢救伤员,尽早解除重物挤压。对伤肢要制动,尤其对尚能行动的伤员要说明活动的危险性。

(2)伤肢应暴露在凉爽空气中或用凉水降低伤肢温度,降低组织代谢,减少毒素吸收。伤肢禁止抬高、按摩或热敷,以免加重损伤的肌肉缺氧。

(3)挤压的伤肢有开放伤口出血时,应予止血,但禁忌加压包扎,更不可用止血带。

(4)早期可采用预防性措施,对大批伤员都可服用碱性饮料,如不能进食者,用5%碳酸氢钠静脉滴注,可碱化尿液,避免肌红蛋白在肾小管中沉积。

(5)及时补充血容量,预防休克,及时补充电解质,维持水、电解质平衡,但要注意正确补液,记录出入量,以保证出入量平衡。并监测血Cl^-、Na^+、K^+、尿素、肌酐等指标。

(6)对开放伤口出血者,可输红细胞悬液、新鲜血浆。

(7)限制高钾食物和药物摄入,以避免高钾血症。

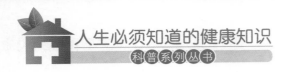
踩踏事件医学救援队需要配备的主要救援装备和物资

医疗救护车、检测仪器、医疗器械、应急药品、输液设备、输氧设备和特种医疗救护装备。

踩踏事件医学救援人员的个人防护措施和安全须知

接触血液、体液、分泌物、排泄物等物质以及被其污染的物品时应当戴手套；脱去手套后立即洗手；一旦接触了血液、体液、分泌物、排泄物等物质以及被其污染的物品后应当立即洗手；救援人员的工作服、脸部及眼睛有可能被血液、体液、分泌物等物质喷溅到时，应当戴一次性外科口罩或者医用防护口罩、防护眼镜或者面罩，穿隔离衣或围裙；处理所有的锐器时应当特别注意，防止被刺伤；对患者用后的医疗器械、器具应当采取正确的消毒措施。

避险和自救

面对可能发生的踩踏事件，我们能做什么

避免进入拥挤的人群，要有防险意识。参加公众活动时，看清楚出口和各种逃生标志。切记：进入场地的通道未必是最安全的。足球场、大型商场等地方，除了出入通道，还应该观察是否有其他逃生途径。体育场内最安全的地方是球场草地。发觉拥挤的人群向着自己行走的方向拥来，应马上避到一旁，不要奔跑，以免摔倒。如果路边有商店、饭馆等，暂避一时，不要逆人流前进。

踩踏事件发生了怎样自我保护

如身不由己卷入混乱人群时，应和大多数人前进方向保持一致，不能逆行，听从指挥人员口令。发扬团队精神，如发现有人情绪不对或人群骚动时，就要做好保护自己和他人的准备，首先稳住双脚，不要采用体位前倾或者低重心的姿势，即便鞋子被踩掉，也不要贸然弯腰。此时脚下要敏感些，千万不能被绊倒，避免自己成为拥挤踩踏事故的诱发因素。如有可能，抓住一样坚固牢靠的东西。如果被拥着前进，不要伸直手推挤人群，此时可左手握拳，右手握住左手手腕，双肘撑开平放胸前，微微向前倾，形成一定的空间，以保持呼吸通畅。若身边有孩子，应立刻将孩子抱在怀中，并将手臂环绕在孩子身上，形成"保护圈"。当发现自己前面有人突然摔倒，要马上停下脚步，同时大声呼救，告知后面的人不要向前靠近。

如果不幸摔倒，要设法靠近墙壁。面向墙壁，身体蜷成球状，双手在颈后紧扣，以保护身体最脆弱的部位——头、颈、胸、腹部等。没有墙壁时，尽可能让身体蜷成球状、做最大努力保持意识清醒、张大嘴呼吸。

受困、受伤了怎么办

踩踏发生摔倒先护头胸，踩踏事故中摔倒的人，一般都是平趴着，身体正面朝下。在人群中如果摔倒，首先是要保护自己脆弱的后脑部位和肋骨区域。

手部动作：第一时间要用双手交叉放在颈部、后脑部，双臂夹在头部两侧。

腿部动作：要想办法将双膝尽量前屈，护住胸腔和腹腔的重要脏器。

躯体动作：顺势侧躺在地，这样还能形成一定空间保证呼吸。侧躺在地上可避免脊椎、脑部受到踩踏，即便腿部、身体侧面被踩成骨折，也不至于立即致命。

每个人的生命都只有一次，面对不可预测的灾害，唯有做好充分的准备，才能获得最大的生存机会。

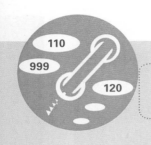

踩踏事件受困、受伤了，可能的求助途径有哪些

事故发生后，应尽快拨打"110""999""120"等救援电话。

脱险后，怎样帮助被困的人

事故发生后，现场人员要抓紧时间用科学的方法开展自救和互救。在救护车和医生到来之前进行自救互救，尤其是黄金4分钟内，进行心肺复苏等抢救的效果是最好的，如呼吸和心跳出现暂停时间超过8分钟，伤者被抢救过来的可能性要小得多。伤者可能由于大脑缺氧而组织受损，严重的会变成植物人。所以非医务人员也应该有必要的知识，从一倒地开始就应该尽自己的力量帮助伤者。

最重要的是根据心肺复苏原则救治濒临死亡的伤者。第一步：检查伤者，如已失去知觉，又呈俯卧状，应小心地将其翻转。第二步：保持伤者呼吸道畅通，使伤者头后仰，防止因舌根后坠堵塞喉部。第三步：若伤者确已无呼吸，立即进行口对口人工呼吸。如果伤者在恢复呼吸后出现呕吐，须防止呕吐物进入气管。第四步：救护者一手放在伤者额头上，使其维持头部后仰，另一手指尖轻摸位于气管或喉两侧的颈动脉血管，感觉有无脉搏跳动。如果有则说明心跳恢复，抢救成功；如果没有，说明心跳尚未恢复，需立即进行胸外心脏按压术。

危险的逃生方式，这样做不但无法逃生，反而会送命

踩踏事故发生后，切不可逆着人流前进，否则，很容易被人流推倒。此时脚下

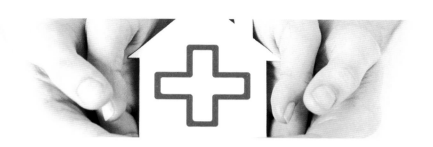

要敏感些,稳住重心,不要被磕倒、绊倒! 千万别弯腰或蹲着,即便鞋子被踩掉,衣服被拉扯,也不要贸然弯腰提鞋或整理仪容,这样也很容易被人流推倒。

日常防灾减灾措施

如何获得相关的知识和教育

日常生活中,我们可以通过相关书籍、网络和知识讲座等途径了解踩踏事件,预防其发生,避免惨剧发生。

注重儿童防灾、减灾技能的培养

家长和老师应积极教导孩子如何避免踩踏事件的发生,告诉孩子遇到拥挤人群怎么办,遇到混乱场面怎么办。在学校,一定要开展一些预防踩踏事件的应急演练等。

(本章编者: 董兰、张仲文、常德)

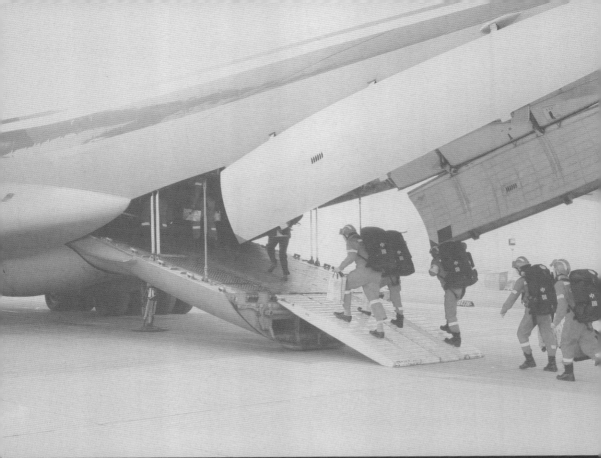

BAOKONG SHIJIAN
YIXUE JIUYUAN

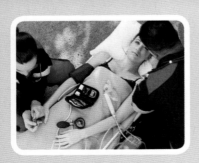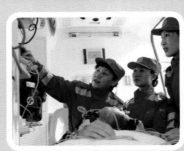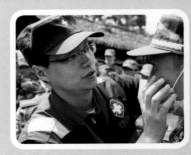

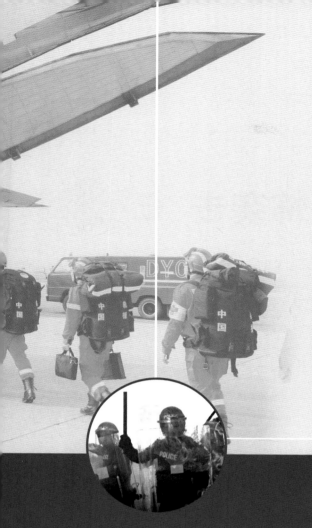
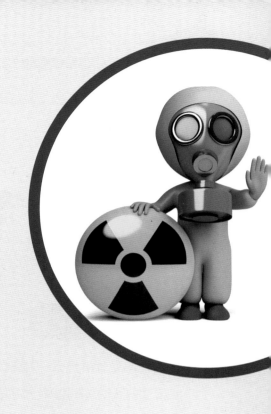

暴恐事件
医学救援

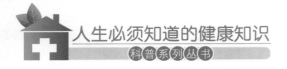

爆炸恐怖袭击

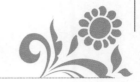

背景知识

恐怖活动是指恐怖分子制造的危害社会安全、危及平民百姓生命和财产安全的一切形式的活动，其中以针对平民的爆炸袭击形式最为常见。

2013年4月15日北美东部时间14时05分，美国波士顿马拉松赛发生爆炸恐怖事件，爆炸地点位于波士顿科普里广场，有2枚炸弹分别于终点线附近观众区及一家体育用品店先后引爆，相隔距离只有100米，相隔时间仅12秒。爆炸共造成3人死亡，183人受伤，17人病危，多达30人因爆炸而必须于现场紧急医疗站或医院截肢。

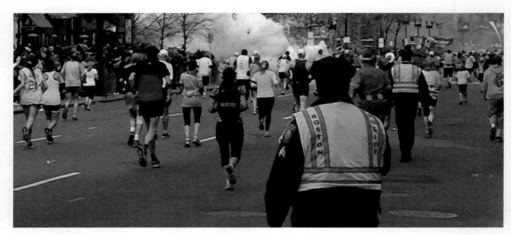

2013年美国波士顿马拉松赛爆炸现场

死亡的3人中包括一名8岁的男童、一名29岁的女性以及一名中国女留学生。爆炸案发生前没有任何组织或个人发出警告，发生后也没有人或组织声称对此次事件负责。事件发生后波士顿洛根国际机场暂停飞机起降，波士顿凯尔特人篮球队和波士顿交响乐团停止比赛和演出，纽约证券交易所、纽约商品期货交易所和纳斯达克交易所对该事件予以默哀，美国各地民众也对此次事件予以哀悼。

暴恐事件
医学救援

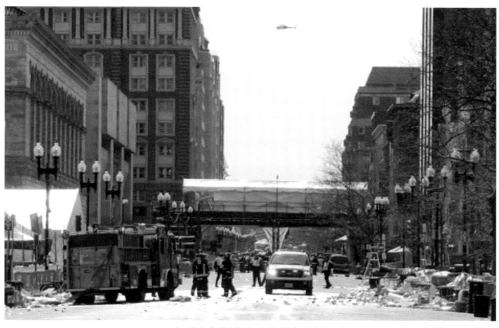

2013年波士顿爆炸案后的紧急救援工作

　　美国波士顿马拉松赛爆炸案造成了巨大的人员伤亡和财产损失，美国各地都升级了安保措施。近年来国际恐怖主义势力也在向我国境内渗透扩散，东突势力与国际恐怖组织相勾结在新疆地区制造了大量爆炸恐怖袭击事件，针对重要城市和重要设施的爆炸恐怖袭击已经成为我国安全的一大隐患。如何在国内外众多爆炸袭击事件中汲取经验教训，已经成为在爆炸恐怖袭击中实施医学救援的重要内容。

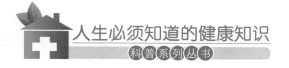
什么是爆炸恐怖袭击

在所有的恐怖组织活动中,炸弹袭击是最常见的方式,爆炸已成为恐怖袭击的主要手段。在各类恐怖活动中,爆炸物来源广泛,易制造,易获得,易携带,易实施,杀伤威力大,故爆炸恐怖袭击越来越成为恐怖分子最常用、最普遍、最频繁的袭击方式。

1969年至1983年,世界范围内出现了200起恐怖炸弹袭击事件。但是在接下来的10年间发生了3163起。2001年至2005年,仅以色列就发生了93起炸弹袭击事件。近年来,我国的涉爆案件频繁发生,严重影响社会的稳定与发展,不仅带来了人员财产的巨大损失,而且还造成一定范围的社会恐慌,对国家安全构成威胁。总之,爆炸恐怖活动是全人类的公害。

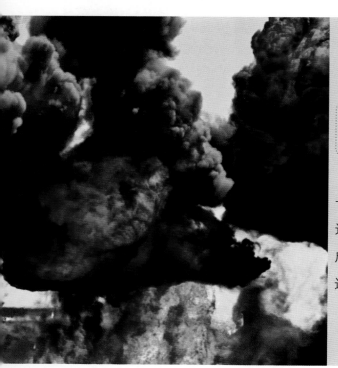

哪些原因可以引发爆炸恐怖袭击

恐怖分子之所以选择爆炸这一袭击手段,是因为这种方式易制造,易获得,易携带,易实施,能造成大规模伤亡,从而对政府施压达到他们的政治意图。

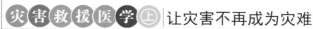
衡量爆炸恐怖袭击破坏程度的标准是什么

衡量爆炸恐怖袭击破坏程度的标准主要参照爆炸力的作用方式和对机体的伤害程度，由此可以将爆炸伤的程度分为四级。一级爆炸伤由突然升高的气压直接冲击所致，气压上升的幅度、上升的时间和持续的时间决定了一级爆炸伤对人体的影响。二级爆炸伤是爆炸时的能量使得气体携带碎片、残片向前推进，导致受伤者肢体分离、腹壁撕裂和大量软组织损伤。越来越多的恐怖分子开始采用金属物体包装炸弹，从而增加了创伤的穿透性。三级爆炸伤一部分是由于爆炸推力使人体与附近的物体相撞而导致的骨骼损伤，另一部分损伤是由于爆炸产生的巨大热量导致身体暴露部位的损伤，如受害者的面部、颈部、手和小腿。四级爆炸伤是因二次事故导致的，如吸入有毒气体、建筑物倒塌、电线杆倒下和汽车的二次爆炸等。

目前对爆炸恐怖袭击事件认识的误区

随着时间的推移，恐怖分子进行恐怖袭击的手段不断更新，而且形式越来越变化多端。在所有的恐怖组织活动中，炸弹袭击是最普遍、最常见的方式。恐怖炸弹炸伤的情况和其他大规模伤亡情况有所区别。虽然恐怖爆

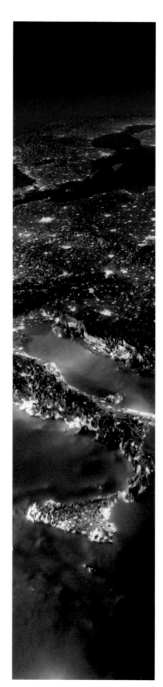

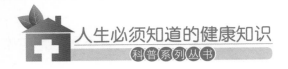
炸袭击造成大范围的人员伤亡,但是大多数伤员只是受轻伤,只有少部分需要接受医疗救助。例如对2003年土耳其伊斯坦布尔两起教堂爆炸袭击案所造成的人员伤亡调查发现,在医院急诊科的伤员中82%已无大碍,仅18%需住院治疗,其中一半的人需要接受手术治疗。但我们不能因此减少对爆炸恐怖袭击救援的重视,恐怖分子使用的炸弹和引爆方式会对人们的身心造成负面影响。调查显示,住院伤员18%会出现身体和精神的双重问题。

爆炸恐怖袭击离我们遥远吗

提到爆炸恐怖袭击,以前都只是想到美国、英国、俄罗斯、伊拉克、索马里等地方,但是近年来发生在新疆等地的爆炸恐怖事件就发生在我国,这说明恐怖袭击也会发生在我们身边,防患未然尤其重要。爆炸恐怖袭击离民众并不遥远,必须让民众有这个意识,不要以为只有国外才会发生,我国只有在新疆才会碰上,要使人们树立安全意识,同时教会人们如何防范和化解突如其来的安全威胁,才是上上之策。

此外,爆炸恐怖袭击会导致火灾、交通事故和群体事件的发生,它们之间有很高的危险效应关系。怎样防范这些次生灾害的发生,也是我们救援的重点。

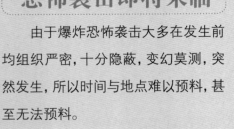

怎样预知爆炸恐怖袭击即将来临

由于爆炸恐怖袭击大多在发生前均组织严密,十分隐蔽,变幻莫测,突然发生,所以时间与地点难以预料,甚至无法预料。

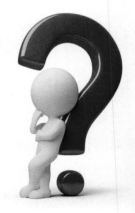

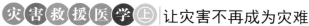

医学救援

参加爆炸恐怖袭击救援的医学救援队有哪些

一旦发生爆炸恐怖袭击,可以参加救援的医学队伍有中国国际救援队、国家层面组织的救援队、当地(省级、市级、县级)组织的医学救援队以及民间救援组织和志愿者队伍。

爆炸恐怖袭击发生后, 医学救援行动应如何响应

针对爆炸恐怖袭击的特点,对现场应急医学救援工作也相应地提出了更高的特殊要求。

(1)现场救援任务繁重,难度加大,需要组建高素质的应急医学救援分队。

(2)必须提升应急救援能力,掌握多方面救援技术,能够在各种条件下独立完成任务。

(3)国家和省市各级应急救援队伍必须有完善的组织体系和部署。

(4)在现场救援时各部门协调一致,密切配合,指挥得力,分工明确。

(5)建立和完善足够数量的能在夜间实施伤员寻找、搬运、换乘、救治和后送的紧急救援人员和器材装备,要特别注意研制和利用先进的探测仪器对掩埋伤员进行搜寻和挖掘。

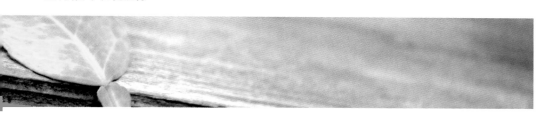

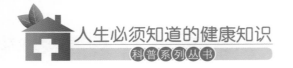
爆炸恐怖袭击导致伤病的主要方式、种类和特点

1. 爆炸恐怖袭击的主要方式、种类和特点

（1）固定式炸弹恐怖袭击：主要方式包括定时炸弹和触发炸弹。定时炸弹是将定时器与炸药放在一起，设定某一时间导通雷管的电源，定时引爆炸药，对某一重要目标场所实施定时爆炸。常见的定时装置有钟表型定时装置、家用电器型定时装置、拉发式爆炸装置、滴水定时爆炸装置、敬佛香型爆炸装置等。触发炸弹是将敏感元件设置在易触摸的位置，当人（或物）接触时导通电源引爆雷管而引爆炸药。大多数触发炸弹设置在行李的拉链口部，也有使用针刺雷管。安装完毕后，抽掉保险销，只要搬动物件即可引爆炸药，常用于地雷等埋设。

（2）遥控式炸弹恐怖袭击：遥控炸弹具有多样化的特点。常用的遥控装置主要为玩具、汽车、手机等。遥控玩具通常在儿童玩具商店便可购得，经改装后可制成不同种类的遥控炸弹。汽车遥控炸弹是将炸药装填在汽车上，设有起爆装置，当汽车驾驶到预定位置，随即引爆炸药。任何较先进的手机略加改造即可制成典型的手机遥控炸弹，当用另一部手机或固定电话给手机炸弹打电话，只要那部手机的铃声一响，爆炸装置就会被引爆。此外，据报道恐怖分子还利用航模飞机或一些更土制的方法，或人们意想不到的手段制成各种不同的遥控炸弹，如钢笔炸弹、打火机炸弹、邮包炸弹、礼品炸弹等。

（3）自杀式爆炸袭击：自杀式汽车炸弹是恐怖分子将装满炸药的汽车驶进某一地点时，由乘员引爆炸药，与爆炸目标同归于尽。人体炸弹也称人肉炸弹，是在人身上捆绑很多炸药，接近爆炸目标时拉响引爆。

2. 爆炸恐怖袭击导致伤病的主要方式、种类和特点

（1）爆震伤（冲击伤）：爆震伤是由爆炸冲击波的动压和超压直接引起的严重损伤，包括重度和极重度致死性的肝脾或大血管破裂致急性大量失血、肺出血水肿或呼吸道阻塞致呼吸困难、心肌纤维断裂和出血致心力衰竭、严重单发性或多发性骨折致截瘫或刺破血管等,也可引起中度以下损伤。前者迅速危及生命,需现场急救,后者可延缓救助。

(2)破片伤(弹片伤):破片伤由爆炸物爆炸后高速飞射的弹片(破片)直接引起严重损伤,包括人体重要部位(如头面、颈、胸、腹、肢体)和重要脏器(脑、心、肺、肝、脾、肾、脊髓、大血管等)的重度以上致死性单一或多处贯通伤,迅速危及生命,需现场紧急救助;也可引起中度以下体表或非重要脏器盲管伤,一般可延缓救治。

(3)烧伤:烧伤是由爆炸物火球高温引起皮肤或特殊部位(头面、呼吸道、会阴部等)直接烧伤或易燃物着火引起间接烧伤(火焰烧伤),其中重度以上大多迅速发生休克,需现场紧急救助,特别是及时抗休克和保持呼吸道通畅,以维持生命。中度以下则可延缓救治。

(4)挤压伤(压砸伤):挤压伤由倒塌建筑物的结构挤压引起肢体、躯干或头颈部的间接性损伤,其中重度以上损伤可迅速发生昏迷,并危及生命,需现场紧急救助。中度以下损伤则可延缓救治。

(5)飞石伤:飞石伤由爆炸冲击波动压引起地面的碎石、砖块、玻璃碎片等高速飞射碎片击中人体体表和头、颈、胸、腹部,造成多发甚至广泛的贯通伤或盲管伤。当贯穿要害脏器时,可引起重度以上损伤,迅速发生休克,并危及生命,需现场紧急救治。中度以下损伤则同样可延缓救治。

(6)掩埋及其致伤:在城镇爆炸恐怖袭击时,极易造成各种建筑物或地下设施的破坏倒塌,引起人员的掩埋以及压砸挤压,并可能伴缺水、空气稀薄缺氧或有害气体中毒等,从而发生多种损伤,尤其长时间掩埋更易危及生命,通常情况紧急,需尽快搜寻、挖掘和急救被掩埋伤员。

(7)其他损伤:如果爆炸恐怖袭击同时实施核、化学或生物恐怖袭击,则必然复合其他相应损伤。由于复合伤的加重效应,更易迅速发生休克,危及生命,更需尽快实施现场紧急救助。中度以下损伤则同样可延缓救治。

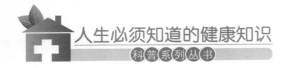

爆炸恐怖袭击灾害后导致伤员死亡、残疾的主要原因

（1）伤员突然大量发生：爆炸恐怖袭击一般无任何前兆，且爆炸威力通常较大，同时大多发生在人员密集的场所或楼群。因此爆炸恐怖袭击后突然发生大量伤员，为现场伤员救治带来了极大困难。

（2）多种伤类同时发生，伤类复杂，复合伤多见，伤情危重，死亡率高：爆炸恐怖袭击时，爆炸冲击波、各类碎片及建筑物倒塌压砸常同时致伤，甚至发生烧伤、窒息和（或）有害气体致伤，多发伤和多部位伤多见，伤类复杂，伤情严重，死亡率高，急需快抢、快救、快治，如果未能及时救援，死亡率明显增加。

（3）城市爆炸恐怖袭击时掩埋十分多见：爆炸恐怖袭击可能发生在不同的环境和地域，如楼群、地铁、商店、影剧院等。当建筑物倒塌时势必有部分人员被掩埋（包括存活伤员和死亡者），对其及时搜救成为爆炸恐怖袭击时现场救援极为重要的内容之一。

（4）现场不确定因素多：爆炸恐怖袭击受多种因素影响，时间和地点难以预料，可能发生在白昼，更可能发生在夜间，尤其后者，若发生在人员密集的场所（比如酒吧、商店、剧院等），人们防护意识薄弱，爆炸时人员恐慌，更易使夜间伤员增多，同时照明设备多被毁坏，增加了现场救援的困难。

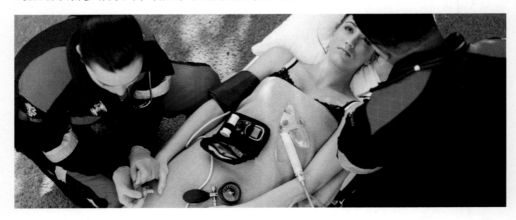

医学救援的主要措施和方法

1. 开展爆炸现场掩埋伤员的搜寻、挖掘和急救

（1）现场掩埋伤员的搜寻：除利用人员和警犬搜寻外，更重要的在于应用新的非接触式探测技术和探测仪器，以保障仅有微弱呼吸和心跳的危重者甚至死亡者得以被及时探知。

（2）现场掩埋伤员的挖掘：通过组织人力或先进机械设备进行挖掘和破拆，并力求被掩埋者不受到第二次损伤。应注意及时供水供气。

（3）现场掩埋伤员的急救：掩埋伤员就地急救的基本原则是维持生命体征，最重要的措施是止血和保持呼吸道通畅，同时应尽快脱离掩埋地域。

2. 开展爆炸现场伤员的紧急医学救助

主要包括现场伤员的检伤分类和现场就地急救。

（1）现场伤员的检伤分类：由于爆炸性武器或装置种类繁多，致伤因素复杂，致使伤类、伤型和伤情多变，重伤比例增多，为了快速有序地进行伤员救治和后送，必须首先依据伤情分类原则，进行现场全面检伤，判明伤类伤情，有针对性地进行现场急救，以减少漏诊和误诊。力求准确把握伤类、伤部、伤因、伤势、伤情，及时采取有效的救治措施。

（2）现场伤员的现场急救：爆炸恐怖袭击现场伤员的急救措施基本类似于战场伤员的急救内容，主要包括对可能危及生命或造成严重后果的五种损伤的急救（即止血、骨折固定、伤口包扎、抗休克和保持呼吸道通畅等五大技术）和其他急救技术。现场伤员急救中要特别注意按先重后轻的原则，优先抢救有生命危险的伤员和开展群众性的自救互救，以降低现场死亡率。在积极防治休克、解除窒息后，尽快将伤员后送到专科医院或急救中心，继续进行后续救治。

3. 伤员后送

伤员后送不是单纯的伤员运送，而是包含了运送过程中的继续医疗救治。伤员

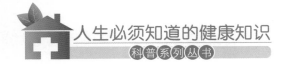
后送可运用不同的方法和工具，应当建立由人抬（担架）与车辆相补充，地面、空中和海上相结合的搬运和医疗后送体系，要以专用运力为主，陆、海、空结合，以确保伤员得到及时的后续治疗。

搬运和医疗后送过程中要特别注意：严格掌握后送指征，对昏迷、窒息及后送途中可能发生危险的伤员，需做好后送前的现场急救处置，包括后送途中要继续采取输血、输液、给氧及其他连续性监护和不间断治疗等急救措施，并安排专业医务人员护送。尽量选择合适的运输工具，需保持伤员合适的后送体位，避免后送途中的再次损伤（如运输车辆颠震所致骨折错位、刺破血管），使伤情恶化。

4. 关于爆炸伤员的后续治疗

后续治疗是指将伤员运送到创伤专科医院或急救中心进行治疗的总称，不属于爆炸现场应急救治内容，但成功的爆炸现场急救必将为伤员的后续治疗提供良好的基础。

在爆炸恐怖袭击中医学救援队 需要配备的主要救援装备和物资

爆炸恐怖袭击救援的基本配备包括：电磁波生命探测仪、声波／振动生命探测仪、蛇眼探测仪、光学生命探测仪等救援工具。医疗装备和药品器材是必不可

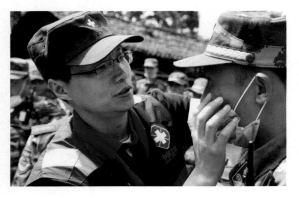

少的救援物资，包括急救背囊、诊疗背囊、清创背囊等，心肺复苏器、便携式心电图仪、便携式B超机、野外诊疗床、便携式病床、治疗车、输液架等医学急救物资；抗感染、解热镇痛、麻醉、心血管等各方面的药品。有条件

的医学救援队可以携带一部分手术设备和器材,包括呼吸机、麻醉机、手术床、血管吻合器、胸科器械包、吸引器等,以满足现场实施小型手术的需要。

爆炸恐怖袭击灾害医学救援人员的
个人防护措施和安全须知

在爆炸恐怖袭击发生后,现场医学救援人员应遵循统一指挥、分工协作的原则,注意自身安全防护。当发现可疑爆炸物品后应迅速撤离并立即报告专业救援人员。救援人员随身携带的手帕或纸巾,可用来防止烟气中毒以及二次或多次爆炸。

避险和自救

面对可能发生的爆炸恐怖袭击,我们能做什么

恐怖分子进行爆炸破坏时,往往将爆炸物伪装成各种日用品,并夹带藏匿在行李、邮件等物品中。对于无人认领或来历不明的物品、经过伪装的物品要重点防范。可疑人员携带的与其职业、季节不相适应,或实际用途与携带目的不相符的物品要重点检查。易藏匿爆炸物的物品包括罐状物品、玩具、电器、手提包、食品用具的空隙、服装夹层等。

一旦发现可疑爆炸物品怎么办? ①不要触动;②及时报警;③迅速撤离。疏散时有序撤离,不要互相拥挤,以免发生踩踏造成伤亡;④协助警方调查,目击者应尽量识别可疑物发现的时间、大小、位置、外观,有无人动过等情况,如有可能,进行照相或录像,为警方提供有价值的线索;⑤在专业人员排爆作业时,处在警戒区之外。

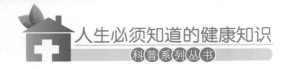
爆炸恐怖袭击发生了怎样自我保护

1. 在地铁内发生爆炸怎么办

（1）迅速按下列车报警按钮，使司机在监视器上获取报警信号。

（2）依靠车内的消防器材进行灭火。

（3）列车在运行期间，不要有拉门、砸窗、跳车等危险行为。

（4）在隧道内疏散时，听从指挥，沉着冷静、紧张有序地通过车头或车尾疏散门进入隧道，向邻近车站撤离。

（5）寻找简易防护物，如衣服、纸巾等捂鼻，采用低姿势撤离。视线不清时手摸墙壁撤离。

（6）受到火灾威胁时，不要盲目跟从人流相互拥挤、乱冲乱摸，要注意朝明亮处，迎着新鲜空气跑。

（7）身上着火时不要奔跑，就地打滚或用厚重衣物压灭火焰。

（8）注意观察现场可疑人、可疑物，协助警方调查。

（9）在平时乘坐地铁时要注意熟悉环境，留心地铁的消防设施和安全装置。

2. 在大型体育场馆发生爆炸怎么办

（1）迅速有序远离爆炸现场，避免拥挤、踩踏造成伤亡。

（2）撤离时要注意观察场馆内的安全疏散指示和标志。

（3）场内观众应按照场内的疏散指示和标志从看台到疏散口再撤离到场馆外。

（4）场馆内部工作人员以及运动员，应根据沿途的疏散指示和标志通过内部通道疏散。

（5）不要因贪恋财物浪费逃生时间。

（6）实施必要的自救和互救。

（7）拨打报警电话，客观详细地描述事件发生、发展的经过。

（8）注意观察现场可疑人、可疑物，协助警方调查。

3. 在娱乐场所发生爆炸怎么办

（1）迅速就近隐蔽或者卧倒，就近寻找简易遮挡物护住身体重要部位和器官。

（2）寻找、观察安全出口。

（3）不要用打火机点火照明，以免形成再次爆炸或燃烧。

（4）服从工作人员和专门人员的指挥。

（5）迅速有序地撤离现场，避免出现踩踏等事件。

（6）不要因顾及贵重物品而浪费宝贵的逃生时间。

（7）迅速报警，客观详细地向警方描述事件发生、发展的经过。

（8）注意观察现场可疑人、可疑物，协助警方调查。

4. 在宾馆饭店发生爆炸怎么办

（1）保持镇静，尽快撤离现场，注意避免进入餐厅等存有易燃易爆物品的危险地点。

（2）不盲目跟从人群逃离，避免挤成一团相互踩伤、压伤。

（3）寻找有利地形地物进行隐蔽。

（4）实施自救和互救。

（5）不要因为顾及贵重物品而浪费宝贵的逃生时间。

（6）迅速报警，客观详细地向警方描述事件发生、发展的经过。

（7）按照警方和有关人员的示意和指挥及时撤离现场，如果现实条件不允许，就应原地卧倒，等待救援。

（8）注意观察现场可疑人、可疑物，协助警方调查。

5. 在商场与集贸市场发生爆炸怎么办

（1）保持镇静，迅速选择最近的安全出口有序撤离现场。

（2）注意避开临时搭建的货架，避免因坍塌可能造成新的伤害。

（3）注意避开脚下物品，一旦摔倒，应设法让身体靠近墙根或其他支撑物。

（4）实施自救和互救。

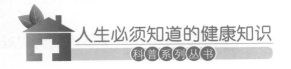
（5）不要因顾及贵重物品而浪费宝贵的逃生时间。

（6）迅速报警，客观详细地向警方描述事件发生、发展的经过。

（7）注意观察现场可疑人、可疑物，协助警方调查。

爆炸恐怖袭击所致的常见伤病有哪些

大规模爆炸伤亡事件中最严重的损伤包括骨折、烧伤、撕裂伤和挤压伤，最常见的损伤包括眼伤、扭伤、拉伤、轻伤以及耳部损伤。眼伤和炎症可由过量颗粒（例如烟灰、泥土、粉末和油漆碎屑）以及灾难性事件后空气中的浓烟导致。高速飞入眼睛的金属或者玻璃碎片可造成更严重的眼伤。拉伤和扭伤在大规模伤亡事件中较为常见，通常在逃跑、坠落、外力推拉或者背负伤者时出现。轻伤可由飞行的碎片，摔倒在尖锐物体上或者刮擦这些物体导致。耳膜损伤可由外物钻入耳朵，头部遭到重击，高分贝以及突然出现的噪声（例如爆炸）所致，所有这些都可能在大规模伤亡事件中出现。

在爆炸恐怖袭击中烧伤最为常见。对于烧伤来说，急救可能可以救命。所以，掌握基本的烧伤急救知识很关键。

（1）一级烧伤：主要是表皮烧伤，晒伤就属于一级烧伤。

1）表现：红；触摸有疼痛感；有轻微肿胀。

2）治疗：①敷上凉的、湿的敷布，或者直接将伤口浸在凉且干净的水里，直到疼痛减缓；②将伤口用无菌的不粘胶带或者干净的布盖上；③不要在伤口上敷药，以免感染；④非处方药可以用来减轻疼痛和炎症；⑤一般来说，一级烧伤不需要进一步治疗。但如果是大面积的烧伤，或者受害者是婴儿或老人就需要寻求紧急医疗救助。

（2）二级烧伤：主要是两层皮肤烧伤。

1）表现：皮肤变得深红；疼痛；起疱；有液体流出；可能少了点皮肤。

2）治疗：①敷上凉的、湿的敷布，或者直接将伤口浸在凉的干净的水里，持续10~15分钟；②用干净的布弄干然后包上无菌纱布；③不要弄破水疱；④不要在伤口上敷药，以免感染；⑤举起烧伤的胳膊或腿；⑥不要让患者发生休克，将他放平，举起他的脚约30厘米，盖上毯子，如果头部、颈部、背部可能受伤，不要让伤者处于休克姿势。如果休克姿势让伤者感到不舒服，也不该采用这种姿态。

（3）三级烧伤：穿透了整个皮肤，永久破坏了组织。

1）表现：皮肤层缺失；时常无痛感；皮肤干如皮革；皮肤有烧焦痕迹或者有白色、棕色或黑色斑块。

2）治疗：①轻轻盖上消毒纱布（千万不要用会在伤口留下线头的材料）；②不要在伤口上敷药，以免感染；③不要让患者发生休克，将他放平，举起他的脚约30厘米；④如果患者脸烧伤了，要保持他坐着，近距离观察他有无呼吸困难；⑤如果可能，将其烧伤部位举过头，让患者保持温暖和舒适，观察其是否有休克症状；⑥除非你是专业人士，否则不要去处理严重的伤口。

受困、受伤了怎么办

在爆炸发生后，镇定是第一位的，应立即趴下，这是自救的第一步；寻找掩体，最大限度减少爆炸所带来的伤害，还可以防止吸入过多有毒气体，观察有无二次爆炸。

（1）如果你或者旁边人，受伤严重，甚至有生命危险，比如，大量流血，呼吸困难或者胸部疼痛、烧伤，一定要第一时间向官方或者案发现场其他人寻求援助。

（2）如果你和旁人只是轻微受伤，先第一时间寻求援助。如果可能，尽量前往远离爆炸区域的医院就诊（案发现场附近的医院很快就会很拥挤）。

（3）听从现场紧急救援人员的指示，如果你旁边无人指导你的行动，自行尽快离开现场。

（4）为保证安全，离开案发现场，避开人群、无人看管的交通工具和被损坏的建筑。

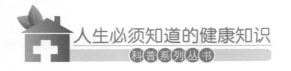

（5）案发现场附近的医院和道路很快就会变得很拥挤，救援工作将会变得很难。如果条件允许，打电话给你亲密的人让他们不要来到案发现场附近。

（6）遵从当地救援人员的指示，通过电视、广播或者网络随时了解事件的最新进展。

爆炸恐怖袭击事件中受困、受伤了，可能的求助途径有哪些

现场求助、电话求助、网络求助。

脱险后，怎样帮助被困的人

如果你周围有人受伤严重，甚至有生命危险，一定要第一时间向官方或者案发现场其他人那里寻求援助。听从现场紧急救援人员的指示，如果你旁边无人指导你行动，尽快自行离开现场。

危险的逃生方式，这样做不但无法逃生，反而会送命

为保证安全，尽快离开案发现场，避开人群、无人看管的交通工具和被损坏的建筑。切忌惊慌乱跑，容易成为袭击者的目标或受到二次伤害。身上着火不要奔跑，就地打滚或用厚重衣物压灭火焰。不要因贪恋财物而浪费逃生时间。

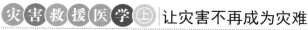

日常防灾减灾措施

平时应该准备哪些应急自救物品

因爆炸恐怖袭击具有不可预测性,因此在爆炸发生后应尽可能地利用身边的物品进行自救。

如何获得相关的知识和教育

日常关注防灾减灾相关知识,加强爆炸事件中自救和实施医学救援的知识教育。

注重儿童防灾、减灾技能的培养

告诉孩子什么是爆炸,举例说明身边可能发生的事件。教会孩子如果突然断水、断电或者电话失灵应该怎么办。教会孩子识别常见的警示符号。告诉孩子灾难发生时将会有很多人帮助他们,让他们镇静地等待援助。教会孩子什么情况应该呼救以及如何拨打报警电话。无论多小的孩子都要教会他拨打电话(可以采用图画和颜色识别等多种方式)。教会孩子初步易懂的急救技巧。教给孩子简单易懂的灾难应对常识。告诫孩子凡事都要听从父母的建议。

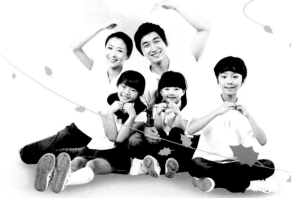

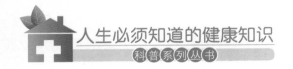

 # 劫持恐怖袭击

背景知识

2014年12月15日当地时间9时45分,澳大利亚悉尼市中心区突发一起人质劫持事件,至少13人被卷入。事发地是悉尼市中央商务区马丁广场内一家瑞士莲巧克力咖啡馆。在同劫持者僵持了十多个小时后,澳大利亚警方发起突袭,解救人质,并宣布这起劫持事件结束。警方与劫持者交火造成包括劫持者在内的3人死亡,多人受伤。

澳大利亚新南威尔士州政府宣布将在悉尼马丁广场修建一座永久性纪念碑,以纪念悉尼劫持案的受害者、人质、警察及急救人员。2015年1月15日,澳大利亚财政

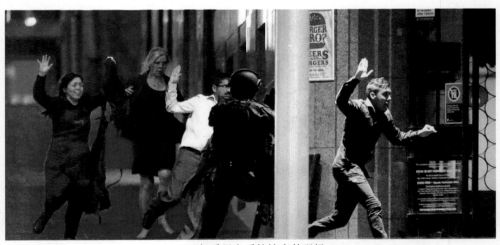

2014年悉尼人质劫持事件现场

部部长霍基发表声明称,澳大利亚政府宣布悉尼咖啡馆人质劫持事件属于"恐怖事件"。

什么是劫持恐怖袭击

劫持恐怖袭击是极端分子人为制造的、针对但不仅限于平民的、不符合国际道义的攻击方式。劫持是恐怖袭击的重要手段。劫持恐怖袭击从20世纪90年代以来,有在全球范围内迅速蔓延的严峻趋势。劫持不仅带来人员的巨大伤亡,而且造成了社会恐慌。

哪些原因可以引发劫持恐怖袭击

产生劫持恐怖袭击的原因有很多,主要是:

(1)对抗性冲突,如为对抗美国强权,针对许多美国海外机构的袭击。

(2)社会冲突,如某些极端分子因仇恨社会或个人而发动的劫持。

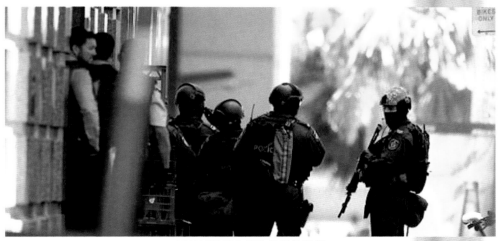

2014年悉尼人质劫持事件现场

衡量劫持恐怖袭击破坏程度的标准是什么

衡量劫持恐怖袭击破坏程度的标准主要参照对人质的伤害数量和伤害程度。

目前对劫持恐怖袭击事件认识的误区

劫持和其他方式的恐怖袭击有所不同。虽然劫持人质不会造成大范围的人员伤亡，但是对被劫持人员的身心健康以及整个社会稳定团结造成了重大的创伤，而这些不仅仅是现场救援所能解决的问题。

怎样预知劫持恐怖袭击即将来临

由于劫持恐怖袭击大多在发生前十分隐蔽，变幻莫测，且突然发生，时间与地点难以甚至无法预料。

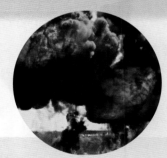

劫持恐怖袭击离我们遥远吗

随着"走出去"战略的不断深入，我国在境外投资项目和作业人员数量不断增加，涉及中国公民和企业的领事保护案件已呈全球、多点同时爆发的趋势。2012年1月28日，中国水电集团29名工人在苏丹遭武装劫持的突发社会安全事件，再次引起了各界对我驻海外机构和人员安全的高度关注。劫持恐怖袭击离我们并不遥远。

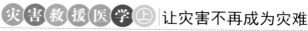

医学救援

参加劫持恐怖袭击救援的医学救援队有哪些

一旦发生劫持恐怖袭击,当地（省级、市级、县级）组织的医学救援队可以迅速参与救援。较大规模的人质劫持事件也可以由国家层面组织参加救援的医学队伍以及志愿者队伍。

劫持恐怖袭击发生后,医学救援行动应如何响应

针对劫持恐怖袭击的特点,对现场应急医学救援工作也提出了相应的特殊要求。

(1)现场救援要求迅速,需要组建高素质的应急医学救援分队。

(2)要求救援队伍能够在各种条件下独立完成任务,需掌握多方面救援技术。

劫持恐怖袭击导致伤病的主要方式、种类和特点

劫持袭击中行为人常常以暴力、胁迫等手段对他人实施绑架,直接危害被害人的生命健康。在司法实践中,行为人常常以危害被害人相威胁,被害人往往受虐待、重伤甚至惨遭杀害。劫持一般使用暴力、胁迫或者其他方法。暴力是指行为人直接对被害人进行捆绑、堵嘴、蒙眼、装麻袋等人身强制或者对被害人进行伤害、殴打等人身攻击。胁迫是指对被害人实行精神强制,或者对被害人及其家属以实施暴力相威胁。其他方法是指除暴力胁迫以外的方法,如利用药物、醉酒等方法使被害人处于昏迷状态等。这三种劫持手段的共同特征是使被害人处于不能反抗或者不敢

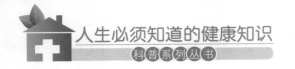
反抗的境地,将被害人非法绑架离开其住所或者所在地,并置于行为人的直接控制之下,使其失去行动自由的行为。

劫持恐怖袭击灾害后导致伤员死亡、残疾的主要原因

(1)暴力劫持较为多见,劫持者对被劫持者进行虐待、殴打甚至杀害。

(2)多种伤害可同时发生,被劫持者身心受到严重打击,如果未能及时救援,致残率和死亡率明显增加。

(3)现场不确定因素多。

医学救援的主要措施和方法

1. 心理救助

相关专业人员与劫持恐怖人员展开谈判,征得同意后开展劫持现场的心理救助,防止被劫持人员因心理波动导致躁动而被恐怖分子误伤。

2. 医学救助

现场处理的首要任务是抢救生命、减少伤员痛苦、预防伤情加重及发生并发症,正确而迅速地把伤病员转送到医院。

紧急医学救援步骤包括:

(1)对伤病员进行必要的现场处理:迅速排除致命和致伤因素,清除伤病员口鼻内的泥沙、呕吐物、血块或其他异物,保持呼吸道通畅等。

(2)检查伤员的生命特征:检查伤病员呼吸、心跳、脉搏情况。如无呼吸或心跳停止,应就地立刻开展心肺复苏。

(3)防窒息:神志昏迷者,未明了病因前,注意心跳、呼吸、两侧瞳孔大小。有舌

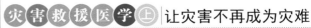

后坠者,应将舌头拉出或用别针穿刺固定在口外,防止窒息。

(4)止血:有创伤出血者,应迅速包扎止血。止血材料宜就地取材,可用加压包扎、上止血带或指压止血等,然后将伤病员尽快送往医院。

(5)有骨折者用木板等临时固定。

(6)如有腹腔脏器脱出或颅脑组织膨出,可用干净毛巾、软布料或搪瓷碗等加以保护。

(7)迅速而正确地转运伤病员:按不同的伤情和病情,按病情的轻重缓急选择适当的工具进行转运。运送途中应随时关注伤病员的病情变化。

在劫持恐怖袭击中医学救援队需要配备的主要救援装备和物资

医疗装备和药品器材包括急救背囊、诊疗背囊、清创背囊、心肺复苏器、便携式心电图仪、便携式B超机、治疗车、输液架等医学急救物资;抗感染、解热镇痛、麻醉、心血管等各方面的药品。

劫持恐怖袭击灾害医学救援人员的个人防护措施和安全须知

在劫持恐怖袭击发生后,现场医学救援人员应遵循统一指挥、分工协作的原则,注意自身安全防护。

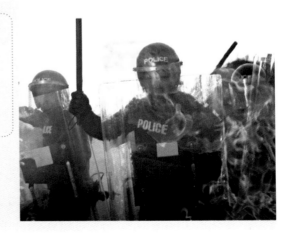

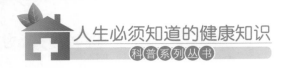

避险和自救

面对可能发生的劫持，我们能做什么

外出游玩、购物等最好结伴而行，随身携带本人信息卡，以便在自己发生意外时他人可以与家人取得联系。外出前将自己的行程和大致返回的时间明确告诉家庭其他成员。不独自到偏远地带游玩。夜间挑选灯光明亮且行人较多的街道行走。不搭乘陌生人的便车。不接受陌生人的钱财、礼物、玩具、食品，与陌生人交谈要提高警惕。不接受陌生人的同行或做客邀请。陌生人问路，不要带路；向陌生人问路，不要让他带路。随时注意周围是否有可疑人士跟踪或注意你。按时回家，如有特殊情况不能按时返回，应设法告知家庭其他成员。切记，外出（尤其是在外地或在夜间）宜结伴而行。永远乘电梯，不要走楼梯。

一旦发现被歹徒跟踪，应保持镇定，向商店、居民区等人多地带转移，适时改变行走路线，甩掉歹徒，也可用皮包或鞋触碰路边停车，以引起别人注意。被歹徒纠缠时，最好对其进行痛斥，做好防御，跑向人多处。如果歹徒发动了近距离袭击，反击时应攻击对方要害，如眼睛、腹部等，用有力量的部位出击，如手肘。如果被歹徒从侧面抱住你，可以用靠近歹徒的手猛击他的裆部，另一只手猛击肋部。如果被歹徒从正面抱住，可以用力咬歹徒的面部，如果手可移动，则用手抓歹徒眼睛。如果歹徒索要钱包，不要递给他，而尽量扔远一点，利用歹徒捡钱包的时间迅速逃跑。如果被丢进车子的后备厢，可以选择踢破车灯，把手从洞中伸出，用力挥，这样驾驶的人看不到，但其他人看得到。如有手机，则立刻报警。如果歹徒有枪而你没有被控制，一定要逃跑，统计表明只有4%的歹徒会袭击逃跑的目标，而且很少击中要害。切记，遭遇袭击，一定要大声呼救。近身搏斗，攻其要害。保命勿保财。

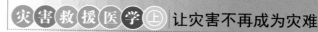

劫持发生了怎样自我保护

一旦被歹徒劫持为人质，应保持镇定，并保存体力。千万不要意气用事，不要行为失控，应敏锐观察时机，发现恐怖分子的漏洞后，随机应变。被绑架期间，设法传递信息，将所处地点、恐怖分子的人数、企图、特点等最重要的信息传递出来。

我们总结的防范策略就是一旦遭遇绑架，要学会和歹徒斗智斗勇，以智斗为主，千万不要鲁莽行事；要保持镇定，多听多看多记，走到哪儿了，大概在什么方位，听见什么看见什么了，自己要记住，但是不要说出来。要尽量吃好喝好睡好，以逸待劳，养精蓄锐，保持最佳的身体状态。可以假装痴呆愚钝，不露锋芒，隐瞒身份。争取同情，适度和歹徒交谈，试图分化敌人。更为重要的是学会留下小标记，在你被劫持的路上，走到类似于十字路口这些重要的地方，你身上要有什么东西掏出来一扔，后面追赶的警察和亲属，就会顺着这个线索找过来，这是很重要的一招。最后是拔腿就跑要果断。一旦有风吹草动，瞅准机会果断逃生。

警务人员对恐怖分子发起攻击时，人质应立即趴倒在地，双手保护头部，随后迅速按警务人员的指令撤离。

暴恐事件
医学救援

劫持事件中所致的常见伤病有哪些

在劫持事件中最严重的损伤包括昏迷、骨折、出血、头部和腹部创伤等。拉伤和扭伤在劫持事件中较为常见，通常在逃跑、坠落、外力推拉或者背负伤者时出现。

受困、受伤了怎么办

（1）保持冷静，不要反抗，相信政府。

（2）不对视，不对话，趴在地上，动作要缓慢。

（3）设法传递信息：人质可通过发送手机短信、写字条等方式传递信息，尽可能保留和隐藏自己的通信工具，及时把手机改为静音状态，适时用短信等方式向警方"110"求救，短信主要内容应包括：自己所在位置，人质人数，恐怖分子人数等。

（4）注意观察恐怖分子人数，头领，便于事后提供证言。

（5）在警方发起突击的瞬间，尽可能趴在地上，在警方掩护下脱离现场。

劫持事件中受困、受伤了，可能的求助途径有哪些

现场求助、纸条求助、短信求助、网络求助。

脱险后，怎样帮助被困的人

一定要第一时间向官方或者案发现场其他人那里寻求援助。听从现场紧急救援人员的指示，如果你旁边无人指导行动，尽快自行离开现场。

危险的逃生方式，这样做不但无法逃生，反而会送命

当被劫持后一定要保持镇定、保存体力，不要意气用事，不要行为失控。观察

时机，发现恐怖分子的漏洞后，随机应变。警务人员对恐怖分子发起攻击时，人质应立即趴倒在地，双手保护头部，切忌惊慌乱跑，容易成为袭击者的目标，或受到二次伤害。

日常防灾减灾措施

平时应该准备哪些应急自救物品

因劫持恐怖袭击具有不可预测性，因此在劫持发生后应尽可能地利用身边的物品进行自救。

如何获得相关的知识和教育

日常关注劫持和绑架等相关知识，加强劫持事件中的自救知识教育。

注重儿童防灾、减灾技能的培养

注重儿童安全教育，不要轻易相信别人。当有人敲门时，先观察后询问，若是陌生人，坚决不开门。若是修理工上门，要确认是否事先约定，检查来者证件并仔细询问，确认无误后方可开门。家中需要修理服务时，最好有家人、朋友在家陪伴或告知邻居。若有人以同事、朋友或远方亲戚的身份要求开门，不能轻信。若有上门推销者，可婉拒。遇到陌生人在门口纠缠并坚持要进入室内时，可打电话报警，或者到阳台、窗口高声呼喊，向邻居、行人求援。

生物恐怖袭击

背景知识

生物恐怖由来已久。14世纪塔塔尔人就曾将患鼠疫死亡的己方战士尸体扔入敌人城内，结果导致城内暴发了鼠疫，守军被迫弃城撤离。18世纪大不列颠北美总司令建议使用天花来"消除"与之对抗的北美印第安人部落的战斗力。1763年1月24日，其所属部队故意将己方患天花病者使用的毛毯、手绢散发留弃给北美印第安人部落，不久在俄亥俄河谷区域的印第安人部落发生天花流行。20世纪第一次世界大战时期，德国曾使用霍乱菌、鼠疫杆菌、炭疽及马鼻疽杆菌感染牲畜并出口到俄国、罗马尼亚、美索布达米亚和法国等地。

1941年臭名昭著的日本"731部队"在我国常德地区进行的一次细菌战试验就导致1万名以上中国人及日军约1700人伤亡，多数死于霍乱。

生物恐怖在当今社会也频繁发生。1984年9月美国的宗教极端分子在2个餐馆的沙拉台里播撒了沙门氏伤寒杆菌，导致751人患急

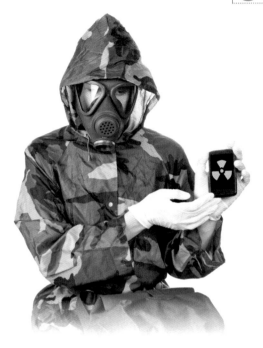

性肠炎。1996年10月在美国得克萨斯州某医学中心的一个实验室12名工作人员发生食物中毒，经化验检查是志贺氏2型痢疾杆菌污染食品柜内点心所致。根据各方面调查研究认为是一起人为的生物袭击报复行为，此事至今仍未破案。2001年"9·11"事件后美国发生一起为期数周的生物恐怖袭击。从2001年9月18日开始有人把含有炭疽杆菌的信件寄给数个新闻媒体办公室以及两名民主党参议员。事件导致5人死亡，17人被感染。

什么是生物恐怖

生物恐怖是指故意利用病原体或生物毒素，对社会公众造成人员伤亡，从而引起社会恐慌并产生重大政治影响的恐怖事件。生物恐怖使用的致病微生物，大多数具有很强的传染性，可在人与人之间、人与牲畜之间迅速传播，造成疾病的爆发和流行。致病微生物多被制成为无色无味的气溶胶，难于即时发现，容易随风扩散，造成大面积污染。因此，生物恐怖不仅会威胁公众的生命安全，还会对社会公众造成巨大心理伤害和精神恐惧。

生物恐怖的生物剂类型有哪些

目前成为生物剂的微生物约有100种，按照微生物的分类方法，可分为病毒、细菌、立克次体、衣原体、真菌和毒素6类；根据对人的危害作用，可分为致死性和失

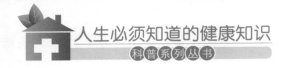
能性生物剂。但是，至今没有被公认的生物恐怖病原体分类方法，美国疾病预防控制中心按照威胁和危害将其分为三类（2004年）：A类生物剂（包括炭疽芽孢杆菌、肉毒杆菌毒素、鼠疫耶尔森菌、重型天花病毒、埃博拉病毒等）、B类生物剂（布鲁氏杆菌属、霍乱弧菌、沙门氏菌等）、C类生物剂（尼巴病毒、含碳病毒）。

生物恐怖有哪些袭击方式

生物恐怖有多种袭击方式，包括施放气溶胶、投放接触物、释放媒介生物、采用人体"炸弹"等。

施放气溶胶是指使用喷雾器喷洒生物气溶胶或将致病微生物干粉置放于中央空调入口造成大面积污染，是危害最大的袭击方式。

投放接触物是常用的袭击方式，将致病微生物投放于食物、饮用水，或通过邮寄传递。

释放媒介生物是指将感染致病微生物的蚊、蜱和跳蚤，通过叮咬感染人群。

人体"炸弹"则是指恐怖分子自身感染呼吸道传播的烈性致病微生物后，在潜伏期到旅行地或特定区域传播疾病。

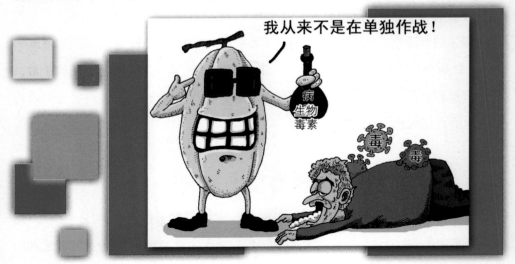

医学救援

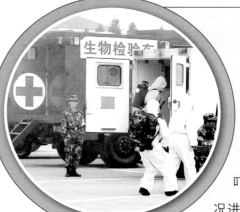

生物恐怖袭击
医学救援的原则是什么

生物恐怖袭击医学救援的原则是早期预警、及时处置、防止扩散、就地就近救治。提高对生物恐怖的防范意识，尤其在受到恐吓威胁时，加强对空气生物离子、人群健康状况进行检测，做到早发现、早报告、早治疗。对事发现场迅速展开调查，采取必要的隔离和人群防护措施。确认有传染性时，应设立临时医学观察点、划定隔离区、封锁区，避免因人员流动造成疾病扩散。

生物恐怖的医学处置措施主要有哪些

（1）要保护、遮盖可疑物并组织事发现场人员在事发地上风向或侧风向停留，隔离可疑物及污染中心并现场取证、送检。

（2）应急救援力量赶到现场应分四组开展工作，第一组负责采样及初检，第二组负责消除污染，第三组负责暴露人员处置，第四组负责事件调查。

（3）分离培养病原微生物，进行致病性和毒力试验。

（4）要专车、专门卫生人员护送受传染或疑似传染患者，确诊患者与疑似患者要分开后送，用后的物品及车辆要彻底消毒后再投入使用。

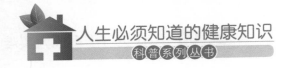
如何治疗在生物恐怖袭击中受感染的患者

主要治疗措施包括一般治疗、对症治疗、病原治疗、免疫治疗、合并症及后遗症治疗、中医中药治疗和心理治疗。

一般治疗是用于保护和支持患者的各种生理功能治疗,包括隔离、护理、营养、补液和维持电解质平衡等。

对症治疗包括降温、镇静、止痉、防止出血等。

病原治疗是针对特异性的病原体应用药物,可以从根本上去除病原体。控制病情是治疗的关键。

免疫治疗包括使用抗毒素、干扰素、胸腺钛、免疫球蛋白等治疗,可以提高患者特异性免疫功能,清除病原体和毒素。

心理治疗应尽早介入,减少患者的心理恐慌和焦虑。

生物恐怖袭击后的医学防护主要有哪些措施

医学防护是指通过接种疫苗、抗血清或使用药物等多种方法进行综合防治,以减轻损伤、减少发病和死亡。主要包括免疫防护和药物防护两类。免疫防护是通过提高机体的免疫力,增强抗病能力达到预防疾病的目的,包括特异性免疫和非特异性免疫。特异性免疫又包括预防接种和人工被动免疫。非特异性免疫是应用一些药物调节机体的免疫力,药物有干扰素、胸腺素等。药物防护又称化学预防,是生物恐怖袭击医学防护工作中的重要应急措施。

生物恐怖袭击后药物预防的对象有哪些

(1)与病原体有密切接触的人员。

(2)已吞入或吸入生物剂的人员。

（3）在污染区域或疫区内被媒介昆虫叮咬过的人员。

（4）曾救治、护理和照顾传染病患者的人员。

（5）须在污染区和疫区工作的人员。

目前对主要病原有什么防治方法

（1）天花：世界卫生组织委托美国和俄罗斯保存约2亿人份的冷冻干燥疫苗和交叉接种针，并负责对这些疫苗株的效力定期进行检测。若发现天花患者，应对疫区人群普种天花疫苗。对于接触后7天以上者，应加用牛痘免疫球蛋白。天花无特效治疗药物，可试用抗天花丙种球蛋白或干扰素。西多福韦在体外有一定抗病毒作用，但对人不一定有效。

（2）炭疽：美国生产的人用炭疽疫苗，对皮肤型炭疽的有效率为93%，对肺炭疽和肠炭疽缺乏评价数据。当接触炭疽气溶胶后，应立即使用炭疽疫苗，并在1、2、4周重复接种，同时合用青霉素，也可用四环素或氯霉素，但必须在接触病原后48小时内使用。

（3）鼠疫：我国采用EV76鼠疫冻干活菌苗，有效期为6个月，可对疫区人群或实验室工作人员进行接种。还有一种新的在动物体内可预防肺鼠疫的疫苗正在研发中。常用抗菌药物有链霉素、庆大霉素和多西环素等。

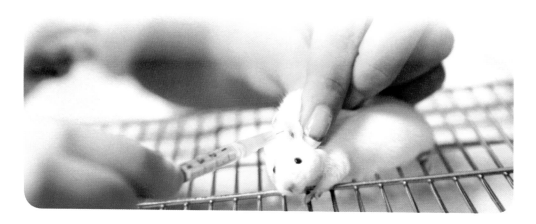

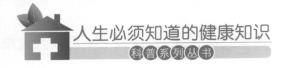
哪些新技术可用来应对生物恐怖袭击

生物恐怖袭击中以气溶胶粒子的形式在空气中传播的危害最大，要想对通过空气传播的病原体进行快速而正确的检测是件很困难的工作。微粒型检测器是第一个已经成功使用的生物学检测器，它能检测烟雾中的小粒子。如果粒子的数量超过一定的阈值，报警器就会发出响声通知军队撤出那个区域。目前正在研发的检测器还有DNA芯片型检测器、抗体型检测器等。

生物恐怖对公众的心理影响如何

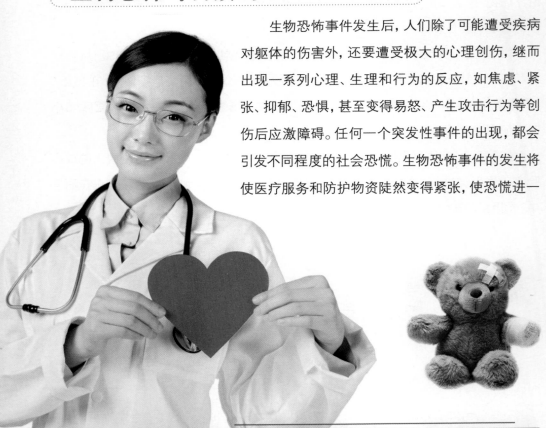

生物恐怖事件发生后，人们除了可能遭受疾病对躯体的伤害外，还要遭受极大的心理创伤，继而出现一系列心理、生理和行为的反应，如焦虑、紧张、抑郁、恐惧，甚至变得易怒、产生攻击行为等创伤后应激障碍。任何一个突发性事件的出现，都会引发不同程度的社会恐慌。生物恐怖事件的发生将使医疗服务和防护物资陡然变得紧张，使恐慌进一步放大和加剧，引起更为显著的社会心理影响和效应。从某种意义上讲，生物恐怖是一场攻心战，意在造成对方人群精神恐惧，影响社会安定，打乱正常生活与工作秩序。它对公众的心理影响远远超过一场相同传染病的自然流行。

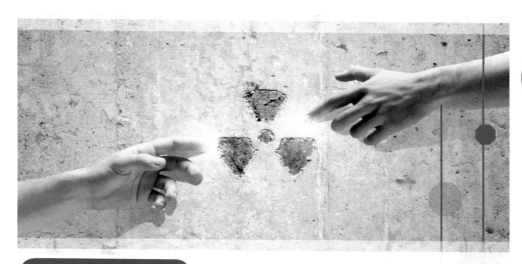

避险和自救

学习有关生物恐怖的基本知识，减少对它的恐惧心理

如何做到减少对生物恐怖事件的恐惧心理，作为个人可以从以下几方面着手：

（1）学习有关生物恐怖的相关知识，了解生物恐怖的特点、相关疾病特征、个人防护知识，从而增强防护能力。

（2）及时了解权威资讯，掌握事件的准确信息，配合救援人员采取相应的应对措施。

（3）积极接受心理干预和援助，减轻心理恐惧，减少"次生"心理疾患。

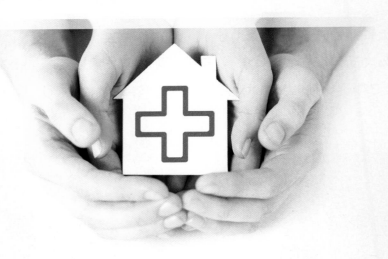

生物恐怖时如何做好防护

　　生物恐怖防护措施包括物理防护和医学防护。生物恐怖防护必须遵循整体防护、精确防护的基本思想，坚持群众性防护与专业防护相结合、物理防护和药物防护相结合，努力避免或减轻生物恐怖伤害。

　　首先要做好个人防护，戴生物防护口罩、防护面具，做好呼吸道防护；戴眼罩、手套，穿防护服，做好人体表面防护。其次，要做好集体防护，通过物理隔离，形成一个无污染的安全空间，保证人员能在其中正常生活。如果污染面积小、持续时间短，正常人群可以在上风向且密封程度高的建筑物内暂时避难；如果污染面积巨大、持续时间长，那么大量的正常人群主要选择大型的集体防护设施避难。受害人群需要隔离，以免造成新的污染。人数少时，可以将患者用负压隔离车运送到专门的传染病医院进行治疗。人数多时，应临时搭建负压隔离帐篷并划定警戒线，将受害人隔离在其中，接受观察、治疗，或者将受害人分批次转运到传染病医院接受治疗。

（本章编者：马浩、冯兴军、王伟岸）

参考文献

[1] 郑静晨, 侯世科, 樊毫军. 灾害救援医学(第1版)[M]. 北京: 科学出版社, 2008.

[2] 郑静晨. 现代灾害医疗救援五项技术[J]. 中华急诊医学杂志, 2013, 22 (2): 117–119.

[3] [美]格雷戈里·赛奥顿. 灾害救援医学[M]. 郑静晨, 彭碧波, 译. 北京: 中国科学技术出版社, 2014.

[4] 李宗浩. 首席专家李宗浩谈急救(修订版)[M]. 长沙: 湖南科学技术出版社, 2014.

[5] 刘剑君. 紧急医学救援[M]. 北京: 人民卫生出版社, 2013.

[6] 姜平. 突发事件应急管理[M]. 北京: 国家行政学院出版社, 2011.

[7] Ishigaki A, Higashi H, Sakamoto T, Shibahara S. The Great East–Japan Earthquake and devastating tsunami: an update and lessons from the past Great Earthquakes in Japan since 1923[J]. Tohoku J Exp Med. 2013, 229 (4):287–99.

[8] 郑静晨. 灾害救援医学的发展与要求[J]. 中华急诊医学杂志, 2011, 20 (9): 901–903.

[9] 计雷, 池宏, 陈安, 等. 突发事件应急管理[M]. 北京: 高等教育出版社, 2006.

[10] 王陇德. 应急管理——理论与实践[M]. 北京: 人民卫生出版社, 2008.

[11] 刘亚华, 刘惠亮, 王藩, 等. 中国国家地震灾害紧急救援队芦山地震医疗救援工作分析[J]. 中华危重病急救医学, 2013, 25 (5): 4387–4389.

[12] 刘亚华, 杨慧宁, 郑静晨. 地震狭窄空间救援技术与装备的特殊性[J]. 中华危重病急救医学, 2013, 25 (5): 4371–4372.

[13] 李东泽, 马艳, 陈建华, 等. 汶川地震灾区农村居民急救知识、态度和行为(KAP)现状调

查[J]. 现代预防医学, 2013, 40（4）: 657–659.

[14] 刘剑君. 中毒事件处置[M]. 北京: 人民卫生出版社, 2013.

[15] 包晓航, 张晓东. 地震灾害的创伤类型、死亡原因和急救处理[J]. 中国医药指南, 2008, 6（5）: 7–9.

[16] 郑静晨. 侯世科, 樊毫军. 灾害救援医学手册[M]. 北京: 科学出版社, 2009.

[17] 冯聪, 班雨, 陈力, 等. 火灾中的灾害医学问题[J]. 中国急救复苏与灾害医学杂志, 2012, 7（3）: 205–208.

[18] 岳茂兴, 刘志国, 徐冰心, 等. 火场逃生自救、互救及火灾的救援和伤员救治[J]. 中国全科医学, 2004, 7（24）: 1806–1808.

[19] 韩蜀萍. 烧伤病人院前急救情况调查及健康教育对策[J]. 护理管理杂志, 2005, 5（5）: 16–18.

[20] 袁跃彬, 胡波, 孙选. 士兵渡海登陆作战高发病中暑、溺水、蛇咬伤或蜇伤的自救互救能力调查及干预研究[J]. 军事医学, 2012, 36（11）: 877–878.

[21] 白瑞. 高温预防及中暑急救[J]. 现代职业安全, 2012, 7: 34–35.

[22] 王烈明, 张娜, 吴江, 等. 热射病12例紧急救治分析[J]. 中国误诊学杂志, 2011, 11（12）: 2992–2993.

[23] 刘剑君. 核和辐射突发事件处置[M]. 北京: 人民卫生出版社, 2013.

[24] 李丽珍, 曹露, 王磊, 等. 谈中国$PM_{2.5}$的污染来源及危害[J]. 能源与节能, 2013（4）.

[25] 胡名威. 雾霾的经济学分析[J]. 经济研究导刊, 2013（16）: 13–15.

[26] 陈竹舟, 叶常青. 核与辐射防护手册[M]. 北京: 科学出版社, 2011.

[27] 徐维并. 大气细颗粒物与人体健康[J]. 现代仪器, 2002（6）: 9–10.

[28] 李长江, 麻士华. 反思舟曲灾难事件: 如何最大限度减少人员伤亡[J]. 地质论评, 2011(5): 687－689.

[29] 刘志洲, 杨鹏. 浅谈如何预防南方籍官兵冻伤[J]. 中国实用医药, 2013, 8(22): 284.

[30] 刘铭然, 孔瑞枫, 朴宏鹰. 局部冻伤的临床治疗探讨. 中外医疗, 2012(7): 182－183.

[31] 王宁, 曹军英, 张筠. 冻伤或低温条件对机体的影响[J]. 中华临床医师杂志·电子版, 2010. 4(7): 1035－1037.

[32] 刘剑君. 传染病突发事件处置[M]. 北京: 人民卫生出版社, 2013.

[33] 卫生部卫生应急办公室. 突发中毒事件卫生应急预案及技术方案(2011版). 北京: 人民卫生出版社, 2011.

[34] 夏艺, 夏云凤. 个体防护装备技术[M]. 北京: 化学工业出版社, 2008.

[35] 李立明. 流行病学[M]. 北京: 人民卫生出版社, 2007.

[36] 沈洪, 于学忠. 急诊医学[M]. 北京: 人民卫生出版社, 2008.

[37] World Health Organization. War Trauma Foundation and World Vision International. Psychological first aid: Guide for field workers[R]. Geneva:WHO, 2011.

[38] 世界卫生组织. 增进恢复: 紧急情况发生后可持续的精神卫生保健(概述)[R]. 世界卫生组织: 日内瓦, 2013.

[39] National Child Traumatic Stress Network and National Center for PTSD. Psychological First Aid: Field Operations Guide, 2nd Edition. July, 2006.

[40] [美]戴安·梅尔斯. 灾难与心理重建: 心理危机干预实务手册[M]. 陈锦宏, 译. 北京: 北京大学出版社, 2008.

［41］World Health Organization & United Nations High Commissioner for Refugees. Assessing Mental Health and Psychosocial Needs and Resources: Toolkit for Humanitarian Settings[R]. Geneva: WHO, 2012.

［42］Inter-Agency Standing Committee（IASC）. Mental Health and Psychosocial Support: Checklist for Field Use[R]. Geneva: IASC，2008.

［43］李静, 杨彦春. 灾后本土化心理干预指南[M]. 北京: 人民卫生出版社, 2012.

［44］IASC Reference Group for Mental Health and Psychosocial Support in Emergency Settings. Who is Where, When, doing What（4Ws）in Mental Health and Psychosocial Support:Manual with Activity Codes（field test-version）. Geneva: IASC, 2012.

［45］World Health Organization & King's College London. The Humanitarian Emergency Settings Perceived Needs Scale（HESPER）: Manual with Scale. Geneva: WHO, 2011.

［46］Mental Health and Psychosocial Support in Disaster Situations in the Caribbean[J]. Disasters Preparedness Mitigation in the American. 2013.

［47］World Heath Organization. Rapid Assessment of Mental Health Needs of Refugees, Displaced and Other Populations Affected by Conflict and Post-Conflict Situations. Geneva: WHO, 2001.

［48］陆再英, 钟南山. 内科学（第7版）[M]. 北京: 人民卫生出版社, 2008.

［49］谭红专. 现代流行病学（第2版）[M]. 北京: 人民卫生出版社, 2008.

［50］高寿征. 病毒性肝炎防治研究[M]. 北京: 北京出版社, 1993.

［51］陈灏珠. 实用内科学（第10版）[M]. 北京: 人民卫生出版社, 2000.

［52］中华医学会传染病与寄生虫病学分会, 肝病学分会（联合修订）. 病毒性肝炎防治方案[J].
中华肝病杂志, 2000：8（6）：324－329.

［53］沃建中. 灾后心理危机研究：5·12汶川地震心理危机干预的调查报告[M]. 北京：北京航
空航天大学出版社, 2008.

［54］汪卫东, 郭蓉娟. 中医心理危机干预与灾后常见心理疾病防治手册[M]. 北京：中国中医药
出版社, 2008.

［55］曾红. 应急与危机心理干预[M]. 北京：人民卫生出版社, 2012.

参考文献

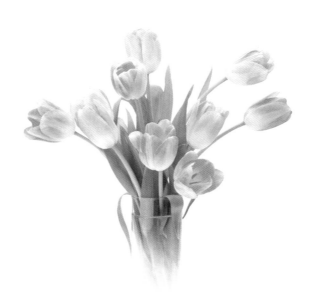

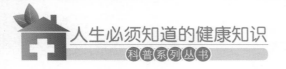

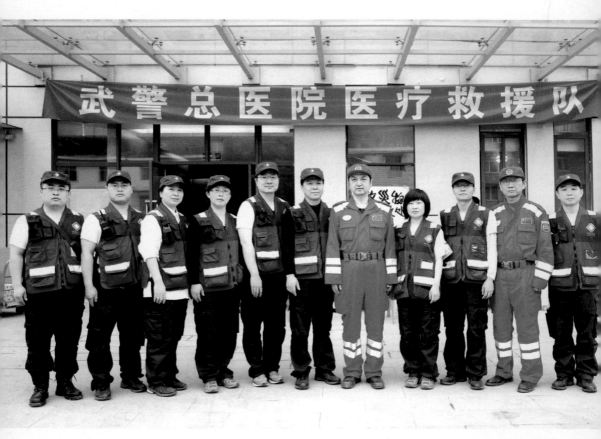

武警总医院医疗救援队合影